栄養食事療法シリーズ ④

食塩コントロールの栄養食事療法

高血圧症

心臓疾患（心不全），
腎臓疾患（浮腫），
肝臓疾患（腹水）

建帛社
KENPAKUSHA

編者

渡邉 早苗 (わたなべ さなえ)	女子栄養大学教授	
寺本 房子 (てらもと ふさこ)	川崎医療福祉大学教授	
田中 明 (たなか あきら)	女子栄養大学教授	
工藤 秀機 (くどう ひでき)	文京学院大学教授	
柳沢 幸江 (やなぎさわ ゆきえ)	和洋女子大学教授	
松田 康子 (まつだ やすこ)	女子栄養大学准教授	
髙橋 啓子 (たかはし けいこ)	四国大学教授	

刊行にあたって

　科学の進歩・発展がもたらす影響は，人々の生活をより便利に，より効率良い方向へと向かわせ，平均寿命は延び続けている。"健康で長生き"は誰しもの願いであり，生活と健康の質に多くの人たちが関心を持っている。

　現在，生活習慣病の予防が国民的課題となり，メタボリックシンドロームの予防を目的とした特定健康診査及び特定保健指導（平成20年4月）が始まった。

　21世紀は高齢社会と少子化時代を迎えて，要介護高齢者や生活習慣病者の増加をはじめ，医療制度の改革や食環境の変化の中で，健康の維持・増進には個人個人が確かな知識とスキルを身に付けていなければならない。食事に関するマネジメントやケアは高齢者や傷病者にとってはQOLの向上のための支援であり，そのためには健康と病気の関わり，食べ物や調理についての正しい認識を持ち，これらを食生活に展開する能力（実践力）が必要である。

　近年では，メディアを通じてさまざまな情報が流れ，例えば特定の食品やサプリメント，ダイエット法などの効果が誇大に取り上げられている。地球環境の温暖化の問題やスローライフなどの生活スタイルへの回帰を考えると，従来の食材料をバランスよく組み合わせ，さらにそれらを調理し，食事に整えるテクニックを誰もが持つことが望まれる。

　日本人の40歳～50歳代の三大死因は悪性新生物（がん），心疾患，脳血管疾患である。中高年は肥満，糖尿病，脂質異常症，高尿酸血症など，何らかの疾病を抱えて生活しており，これらの疾病は食生活との関わりが大きい。

　本シリーズは，身近な疾病とライフステージで見られる特徴的な疾病を取り上げ，その概要と栄養食事療法についての考え方，さらに食事計画が自分でできるようになるために必要な学習内容を盛り込み，個々人に適した食事計画ができ，さらに，料理のバリエーションごとに，栄養量や調理法のポイントが学べる実用書である。

　家庭において利用できるばかりでなく，管理栄養士・栄養士養成施設に学ぶ学生の教科書，参考書としても大いに役立つものと思っている。本シリーズがより多くの人々に使用されることを願いつつ，今後も諸氏のご批判を頂きながらより使いやすい書にしたいと願っている。

平成21年1月

編者一同

「栄養食事療法シリーズ」の構成と特徴

　本シリーズは，栄養食事療法を実践する方々，栄養食事療法について学んでいる学生，現在臨床の場で実践中の管理栄養士・栄養士の方々に，さまざまな身体状況（病態）を考慮し，ライフスタイルや嗜好にあわせた治療食の食事計画ができるスキルが身に付くことを目的として編集しました。

本シリーズの構成

　栄養食事療法は1品，1食で成り立つものではなく，また，1日限り実践すればよいというものではありません。日々の積み重ねと長期に継続していくものです。そこで，本シリーズでは，栄養食事療法を継続するうえで必要となる病気の知識，栄養食事療法の知識および実践応用に必要なモデル献立の3つの章に分け，それぞれの疾患ごとにまとめてあります。

　病気の解説は医師によりわかりやすく書かれています。栄養食事療法の解説と食事計画：献立例は臨床に携わっている管理栄養士によってすぐに実践・応用できるよう記載されています。献立はすべてカラー写真で示し，料理名，材料と分量，作り方，栄養素量が示されています。さらに栄養食事療法や献立作成に役立つワンポイントメモを随所に掲載しました。

本シリーズ各疾患ごとの構成

病気の解説	疾患の概要，検査と診断，治療
栄養食事療法の解説	栄養食事療法の考え方，栄養基準，栄養食事療法の進め方，食事計画（献立）の立て方，栄養教育
食事計画：献立例	1日のモデル献立（1〜7日） 組み合わせて使用する料理例（単品メニュー） 主食，汁，主菜（魚，肉，大豆，卵・乳類），副菜（緑黄色野菜，淡色野菜，海藻・きのこ，いも類），デザート・間食

モデル献立と単品メニューの活用

　本シリーズの最大の特徴は，1日のモデル献立の主菜や副菜がそのほかの料理と自由に交換ができるように考えて，主食，汁，主菜，副菜，デザート・間食に分けた単品メニューを掲載してあることです。1日のモデル献立写真の見開きページに，その献立のポイントとともに組合せ献立例を *variation* としてあげました。嗜好，家族構成(環境)，地域性などのライフスタイルに合わせて変更・調整してください。さらに，それら組合せ料理例のレシピと料理写真のページには，栄養食事療法実践に必要な調理のポイントやさまざまな食品の特徴などについてのワンポイントアドバイスを1品ずつに掲載しています。これらをヒントに，入れ替えや組み合わせによりメニューの幅がぐっと広がることを期待しています。　　（*variation* については，本シリーズに掲載していない料理などもあります。）

　なお，索引ページに各巻のすべての献立名を掲載しました。献立名での検索に役立ててください。

栄養バランスの確認

　1日のモデル献立では，糖尿病，腎臓病については栄養食事療法で用いられている食品交換表での単位数を掲載しました。そのほかの疾患では，栄養バランスが一目でわかるように「食事バランスガイド」で用いられているコマを掲載して，1日分の献立の栄養バランスを示しました。たんぱく質や脂質の制限がある疾患では，コマバランスが悪い日もあると思いますが，逆に，これはその疾患の栄養食事療法のポイントと考えてください。

全巻セット付録：
栄養計算 CD-ROM

　献立の栄養量は，栄養計算ソフト「エクセル栄養君ver4.5」（建帛社発行）を用いて計算し，10冊の全献立を1枚のCD-ROMに収め，全巻セットに組み入れました。「エクセル栄養君ver4.5」を事前に準備すれば，セット付録のCD-ROMを「エクセル栄養君」にアドインして，栄養量の再調整が可能となります。このテクニックを利用して，管理栄養士・栄養士養成施設に学ぶ方々は，各疾患の栄養食事療法についての考え方と疾患の理解，食事計画のスキルアップをするための学習教材として活用してください。また，ご家庭においては，季節の食品やその日の食材に自由に置き換え，栄養量の確認ができます。献立のバリエーションを増やす一助としてください。（詳しい使い方は，CD-ROMに添付してある資料を参照してください。）
＊CD-ROMは，全巻セット販売にのみ付いています。CD-ROMのみの別売はございません。

献立・料理の栄養計算，PFC比，食事バランスガイドの算出方法について

1. **献立・料理の栄養計算は，五訂増補日本食品標準成分表**（以下五訂増補食品成分表）に基づき，建帛社「エクセル栄養君Ver4.5」で栄養計算をしている（小数点以下の四捨五入により「1日の栄養量」の合計値が朝・昼・夕・間食の合計値に一致しない場合がある）。この成分表に収載されていない食品は代替食品を使用するか，公表されている参考値をエクセル栄養君Ver4.5にユーザー登録して栄養計算を行った（ユーザー登録をして栄養計算をしている食品は，10巻セット付録のCD-ROM内のユーザー食品登録ファイル参照）。これらの成分値は，五訂増補食品成分表に収載されている栄養素のすべてが収載されていないので，栄養計算時には登録されていない栄養素は「0」として計算されている。
2. **献立例のPFC比（エネルギー%）の計算は次の式によって計算している。**
　P比（エネルギー%）＝たんぱく質（g）×4（kcal）／総エネルギー（kcal）×100
　F比（エネルギー%）＝脂質（g）×9（kcal）／総エネルギー（kcal）×100
　C比（エネルギー%）＝100－（Pエネルギー%＋Fエネルギー%）
3. **食事バランスガイドの「つ（SV）」は次の値によって計算（小数第1位を四捨五入）している。**
　主食＝ごはん，パン，めん類等の炭水化物40gを1つ（SV）　　**副菜**＝野菜，きのこ，いも，海藻，種実の合計重量70gを1つ（SV），野菜ジュースは140gを1つ（SV）　　**主菜**＝肉，魚，卵，大豆等のたんぱく質6gを1つ（SV）　　**牛乳・乳製品**＝牛乳・乳製品のカルシウム100mgを1つ（SV）　　**果物**＝果物の重量100gを1つ（SV），果汁100％ジュースは200gを1つ（SV）

目次

「栄養食事療法シリーズ」の構成と特徴 ……………………………………………5

高血圧症　11

高血圧症の医学　12

Ⅰ. 高血圧症の概要 ………………………………………………………………12
　①高血圧症とはどのような病気か ……………………………………………12

Ⅱ. 高血圧症の検査と診断 ………………………………………………………14
　①血圧測定 ………………………………………………………………………14
　②合併症の有無を見るための検査 ……………………………………………14

Ⅲ. 高血圧症の治療 ………………………………………………………………15
　①高血圧症の治療方針 …………………………………………………………15
　②生活習慣の修正 ………………………………………………………………16
　③薬物療法 ………………………………………………………………………16

栄養食事療法　17

Ⅰ. 栄養食事療法の考え方 ………………………………………………………17
　①栄養食事療法の目的と考え方 ………………………………………………17

Ⅱ. 栄養基準 ………………………………………………………………………22
　①適正エネルギー量と栄養バランスの整え方 ………………………………22

Ⅲ. 栄養食事療法の進め方 ………………………………………………………23
　①基本的な考え方 ………………………………………………………………23

Ⅳ. 食事計画（献立）………………………………………………………………23
　①食品構成 ………………………………………………………………………23
　②食事バランスガイドの活用 …………………………………………………23
　③献立の立て方 …………………………………………………………………25
　④献立作成のポイント …………………………………………………………26

Ⅴ. 栄養教育 ………………………………………………………………………26
　①栄養食事指導 …………………………………………………………………26
　②運動指導 ………………………………………………………………………29

食事計画　献立例：7日分　30

献立例1（1,400 kcal）……………………………………………………………30
献立例2（1,600 kcal）……………………………………………………………34
献立例3（1,600 kcal）……………………………………………………………38
献立例4（1,800 kcal）……………………………………………………………42
献立例5（1,800 kcal）……………………………………………………………46

　　　　献立例6（1,800 kcal） ································· 50
　　　　献立例7（1,600 kcal） ································· 54

組合せ料理例 ································· 58

　　　主食 ································· 58
　　　汁 ································· 60
　　　主菜 ································· 64
　　　副菜 ································· 68
　　　デザート・間食 ································· 72

心臓疾患（心不全），腎臓疾患（浮腫），肝臓疾患（腹水） 75

心臓・腎臓・肝臓疾患の医学 ································· 76

Ⅰ．心臓・腎臓・肝臓疾患の概要 ································· 76
　　　①心臓疾患：心不全とはどのような病態か ································· 76
　　　②腎臓疾患に伴う浮腫の特徴 ································· 77
　　　③肝臓疾患：浮腫・腹水をきたす疾患 ································· 78

Ⅱ．心臓・腎臓・肝臓疾患の検査と診断 ································· 79
　　　①心臓疾患：心不全の検査と診断 ································· 79
　　　②腎臓疾患：浮腫の検査と診断 ································· 80
　　　③肝臓疾患：腹水の検査と診断 ································· 82

Ⅲ．心臓・腎臓・肝臓疾患の治療 ································· 83
　　　①心臓疾患：心不全の治療 ································· 83
　　　②腎臓疾患：浮腫の治療 ································· 83
　　　③肝臓疾患：腹水の治療 ································· 84

栄養食事療法 ································· 85

Ⅰ．栄養食事療法の考え方 ································· 85
　　　①心不全 ································· 85
　　　②腎臓疾患（浮腫） ································· 86
　　　③肝臓疾患（腹水） ································· 86

Ⅱ．栄養基準（栄養補給） ································· 87
　　　①心不全 ································· 87
　　　②腎臓疾患（浮腫） ································· 87
　　　③肝臓疾患（腹水） ································· 88

Ⅲ．栄養食事療法の進め方 ································· 89
　　　①心不全 ································· 89
　　　②腎臓疾患（浮腫） ································· 89
　　　③肝臓疾患（腹水） ································· 89

Ⅳ.食事計画（献立）の立て方 ……………………………………………… 89
　①心不全 …………………………………………………………………… 89
　②腎臓疾患（浮腫）………………………………………………………… 90
　③肝臓疾患（腹水）………………………………………………………… 90

Ⅴ.栄養教育 …………………………………………………………………… 91
　①心不全 …………………………………………………………………… 91
　②腎臓疾患（浮腫）………………………………………………………… 91
　③肝臓疾患（腹水）………………………………………………………… 92

食事計画｜献立例：7日分 …………………………………………… 94

献立例1（1,800kcal）（微小変化型ネフローゼ症候群）……………………… 94
献立例2（1,600kcal）（微小変化型ネフローゼ症候群）……………………… 98
献立例3（1,800kcal）（肝不全）……………………………………………… 102
献立例4（1,800kcal）（肝不全）……………………………………………… 106
献立例5（1,800kcal）（肝不全）……………………………………………… 110
献立例6（1,800kcal）（心不全）……………………………………………… 114
献立例7（1,600kcal）（心不全）……………………………………………… 118

組合せ料理例 ……………………………………………………………… 122

主食 ……………………………………………………………………… 122
汁 ………………………………………………………………………… 124
主菜 ……………………………………………………………………… 126
副菜 ……………………………………………………………………… 129
デザート・間食 ………………………………………………………… 134

参考資料　食事バランスガイド ……………………………………… 137

料理さくいん ……………………………………………………………… 138

高血圧症

高血圧症の医学 ……………… 12
医師：工藤秀機（文京学院大学）

栄養食事療法 ……………… 17
管理栄養士：前田佳予子（武庫川女子大学）

食事計画｜献立例 ……………… 30
管理栄養士：前田佳予子（武庫川女子大学）

組合せ料理例 ……………… 58
管理栄養士：前田佳予子（武庫川女子大学）

高血圧症の医学

Ⅰ．高血圧症の概要

❶ 高血圧症とはどのような病気か

1．血圧とは

　血圧とは血管内の血流の示す圧力のことですが，この圧力はそのまま血管壁を押す力（側圧）に相当しますから，一般には血圧計でこの側圧を測定し血圧値としています。血圧は血流量と血管抵抗の積によって決まってきますから，血流量もしくは血管抵抗に影響を及ぼす諸要因の作用の総合結果を反映した値ということになります。したがって血圧は身長のようにいつ測っても同じというわけにはいかず，少しの条件の変化で容易に変動します。とはいえ，血圧が高い方へと変動すればさまざまな病態が現れてきます。そのため血圧値に対する一応の基準がないと，診断するにも治療するにも方針が立たなくなります。この基準の代表的なものがWHO（世界保健機関）基準です。現在の基準を図1に示しました。この基準によりますと，最高血圧[*1]が140 mmHg以上かもしくは最低血圧[*2] 90 mmHg以上になると高血圧ということになります。高血圧は血圧値の程度により，軽症（ステージ1），中等症（ステージ2），重症（ステージ3）に分けられています。ステージが上がるにつれて心疾患，脳卒中，腎障害など高血圧に伴う合併症の頻度が高くなってきます。高血圧の危険性はこの合併症である臓器障害に起因します。

2．血圧に影響を与える因子

　血圧を上昇させる環境要因で最も関連性が高いのが，食塩の摂取量と体重の変化です。食塩は血漿量を増加させるとともに交感神経の緊張を高めるので血圧を上げます。体重が増加すると体液量が増えて血圧が上がりますが，

*1 最高血圧とは，収縮期血圧といい，心臓の収縮に心室から押し出される血液が動脈壁を押し広げる圧力。

*2 最低血圧とは，拡張期血圧といい，心臓の拡張期に血管壁の収縮を血管内に生じさせる圧力。

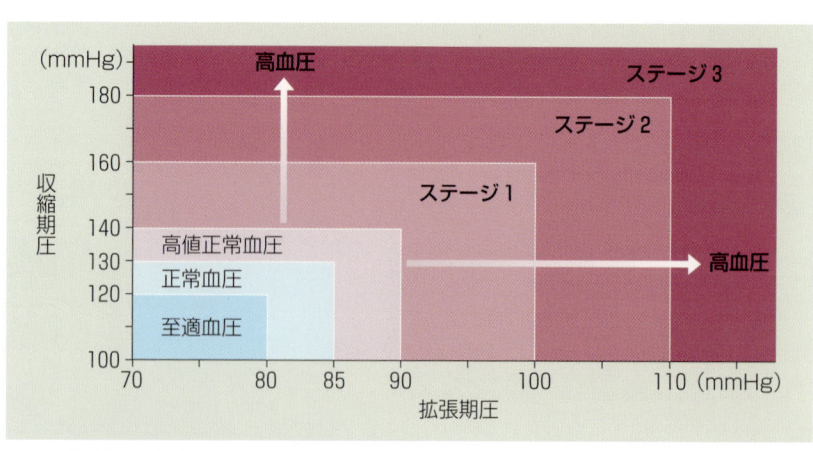

図1　高血圧の診断基準（1999．WHO/ISH）

表1　血圧に影響を与えるそのほかの要因

アルコール	1日60g*3以上の過量のアルコール摂取は心肥大・不整脈を起こしやすく血圧が上昇する。
カリウム	ナトリウムを尿中に排泄させる効果があり、循環血液量を減らして血圧を下げる。
マグネシウム	効果は弱いが降圧に作用する。
カルシウム	効果は弱いが降圧に作用する。
喫煙	ニコチンの作用で喫煙時に一過性に血圧が上昇する傾向があるが、持続性はない。

そのほか体重増加に伴う高インスリン血症がさらに血圧を上昇させます。体重が1kg増加すると血圧が1～2mmHg増加するといわれます。血圧に影響するそのほかの要因は表1にまとめました。

*3 エタノール換算量

3．原因から見た高血圧の分類

腎性高血圧や内分泌性高血圧のように血圧を上げる原因となる特定の疾患が背景にある場合を2次性高血圧*4といいます。それに対して血圧を上げる特定の疾患がないにもかかわらず、高血圧が見られるものを、本態性高血圧*5といいます。高血圧とされる人の約90％が本態性に属しています。本態性高血圧の根源的成因は確定されてはいませんが、1つには昇圧に関与する複数の遺伝子による多因子遺伝が考えられています。そのほかに環境因子・生活習慣が深く関与していることは疫学的調査研究からも明らかにされています。さらに出生時体重が低い場合に、その後本態性高血圧症が発症する可能性が高いともいわれ、腎の発育不全との関連が示唆されてはいますが、本態性高血圧症の成因の1つと考えてよいかはまだ結論が出ていません。

*4 2次性高血圧は、腎臓疾患（糸球体腎炎、糖尿病性腎炎、腎動脈の狭窄や梗塞）によるものが半数以上である。

*5 本態性高血圧の遺伝因子は、家族歴、食塩感受性、インスリン抵抗性など、環境因子は、食塩過剰摂取、肥満、アルコール過飲、ストレス、寒冷などがある。

4．特殊なタイプの高血圧

本態性高血圧の中の約50％に食塩感受性高血圧症が見られるといわれます。このタイプは食塩摂取量が多くなると血圧が上昇しやすく、逆に食塩制限によって降圧効果が現れやすい高血圧です。一方、本態性高血圧症の残り50％は食塩制限の効果が得られにくいことになります。

いわゆる白衣高血圧症は、家庭での血圧測定値が正常範囲にあるにもかかわらず、医療機関での測定で高血圧を示すタイプです。外来測定で高血圧とされるもののうちの約20～30％に見られるといわれています。特に降圧薬などの治療は不要で合併症も起こすことがなく問題ないタイプと考えてよいのですが、中には長期の経過の後、臓器障害が現われるものも知られており、注意して経過を見てゆく必要があります。

夜間・早朝高血圧症は高血圧症の約30％程度に見られるタイプで、一般の血圧日内変動と異なり、通常低値を示す早朝に血圧が著しく上昇して収縮期圧が170mmHg以上を示す高血圧症のことをいいます。このタイプの高血圧症は容易に臓器障害を伴って、早朝の心筋梗塞発作や脳卒中を起こす頻度が高くなります。

II. 高血圧症の検査と診断

❶ 血圧測定

　高血圧になると後頭部の重圧感（頭痛），肩こり，動揺感などの症状が出る場合もありますが，意外と無症状である場合の方が多いようです。

　高血圧症の診断は健康診断時や外来受診時に測定した血圧値によって行われます。前述した診断基準（図1）に沿って診断します。

　ただ血圧は変動しやすいため[*6]，1回の測定値のみで判断するわけではなく，時間をおくか日をおくかして，繰り返し測定した結果をもとに診断されます。

[*6] 血圧の測定は5分以上安静にしてから行うとよい。

❷ 合併症の有無を見るための検査

　高血圧症は合併症の有無によってその治療上の扱いが異なります。

　死因につながる主要な合併症は，脳血管障害や心筋梗塞などです。それらの合併症を促進する危険因子として，糖尿病・脂質異常症・肥満・腎障害があります。

　これらの有無をチェックするためのスクリーニング検査項目を表2にまとめました。

表2　高血圧症における合併症をチェックするためのスクリーニング検査

合併症	主要な検査項目
心臓疾患	1．心電図検査 2．心エコー検査 3．胸部レントゲン検査
脳血管障害	1．頸動脈エコー検査 2．眼底検査 3．脳MRI検査
腎障害	1．尿検査 2．血液検査（腎機能検査）
糖尿病	1．血糖検査 2．糖化ヘモグロビン値測定 3．血漿インスリン値測定 4．尿検査
脂質異常症	1．血清リポタンパク測定 2．HDLコレステロール値測定 3．総コレステロール値測定 4．血清中性脂肪値測定 5．血清遊離脂肪酸測定

Ⅲ. 高血圧症の治療

❶ 高血圧症の治療方針

高血圧症の治療方針は，通常表3の治療指針に従って行われます。

表3の高血圧症治療指針では，臓器障害を引き起こすリスクの高さに応じてグループ分けされていますが，これらのリスクグループは危険因子の数と標的臓器障害[*7]の有無からA，B，Cの3グループに分けられています。そのうえで，血圧測定値に応じた治療指針が決められています。

高血圧症における主要危険因子と標的臓器障害については表4を参照してください。

[*7] 高血圧症によって生じる合併臓器障害。

表3 血圧のステージと危険因子から見た高血圧症治療指針

血圧のステージ (mmHg)	リスクグループA 危険因子（−） 標的臓器障害（−）/ 心血管系疾患（−）	リスクグループB 糖尿病以外の1つ以上の危険因子（＋） 標的臓器障害（−）/ 心血管系疾患（−）	リスクグループC 標的臓器障害/心血管系疾患が（＋）かつ/または糖尿病（＋） （その他の危険因子は関係なし）
正常高値 （130〜139/85〜89）	生活習慣の修正	生活習慣の修正	薬物療法
ステージ1 （140〜159/90〜99）	生活習慣の修正 （12カ月間まで）	生活習慣の修正 （6カ月間まで）	薬物療法
ステージ2と3 （160/100）以上	薬物療法	薬物療法	薬物療法

表4 高血圧症における主要危険因子と標的臓器障害

主要危険因子	標的臓器障害
・喫煙 ・血清脂質異常 ・糖尿病 ・60歳以上 ・性別（男性，更年期後の女性） ・心血管系の家族歴 　（65歳未満の女性の心血管系疾患） 　（55歳未満の男性の心血管系疾患）	・心疾患 　左室肥大，狭心症，心筋梗塞の既往 　冠血管の再灌流手術の既往，心不全 ・脳卒中または一過性脳虚血 ・腎障害 ・末梢動脈疾患 ・網膜症

❷ 生活習慣の修正

　栄養食事療法では食塩摂取量を減らす（1日6g未満）ことと，適正なエネルギー摂取量を守り，肥満のある場合はBMI 22までの減量を目指します。

　適度な運動習慣は血圧を下げるので，有酸素運動を継続して行いますが，運動時の脈拍数が毎分100～110程度が適切です。

　過度の飲酒の習慣は血圧を上げるので，アルコールはエタノール換算で1日30g以下に抑える必要があります。具体的にはビールなら大瓶1本，日本酒なら1合，ウイスキーならシングル3杯程度を超えないようにすべきです。

❸ 薬物療法

　降圧薬はその作用機序によって，利尿降圧薬，交感神経性受容体遮断薬，ACE阻害薬，アンギオテンシンⅡ受容体拮抗薬，カルシウムイオン拮抗薬などの種類があります。それぞれの降圧剤には長所のほか副作用や短所があるので，特に代謝性疾患との関連で使用上の注意が必要です。

　利尿降圧薬はカリウムの尿中排泄を促進するため，低カリウム血症を起こしやすいこと，また尿中の尿酸排泄を阻害するため高尿酸血症をきたすこと，高コレステロール血症や糖尿病増悪の傾向をもっていることなどの欠点があります。

　交感神経受容体遮断薬の中のβ遮断薬は脂質代謝や糖代謝を増悪させる傾向がありますが，α遮断薬では逆に脂質代謝の改善を促す傾向があり，脂質異常症を合併した肥満タイプの高血圧にα遮断薬がよく使用されています。

　ACE阻害薬は組織のインスリン感受性を改善するほか，脂質代謝にも改善作用があり，糖尿病に合併した高血圧症や脂質異常症に合併した高血圧症に好んで用いられています。また腎保護作用があるため糖尿病性腎症の血圧上昇時にも用いられます。

　アンギオテンシンⅡ受容体拮抗薬は尿酸の尿中排泄作用があるため高尿酸血症を伴う高血圧症に使用されることが多いです。

　カルシウムイオン拮抗薬[*8]は糖代謝や脂質代謝に影響を及ぼさないため最も使いやすい降圧薬として高い使用頻度をもっています。

　このように降圧薬は単独もしくは併用して用いられていますが，特に合併する代謝性疾患に応じて適切に使い分けることが重要になります。

[*8] カルシウムイオン拮抗薬を服用しているときは，グレープフルーツジュースを飲用すると薬効が増強するので注意が必要である。

栄養食事療法

I. 栄養食事療法の考え方

① 栄養食事療法の目的と考え方

　高血圧症の治療のうち，栄養食事療法は最も基本的な治療です。この栄養食事療法は，血圧が正常化しても継続します。正常高値，ステージ1（軽症）の高血圧症では，一定期間高血圧が持続しているのを確認したあと，生活習慣の修正を行うことが基本です。日本高血圧学会では，日常生活の改善項目（表5）を発表しています。改善が見られない場合や，ステージ2（中等症），およびステージ3（重症）では，薬物療法が用いられます。

　高血圧症の栄養食事療法の基本は，食事摂取基準に準じた適正な栄養素の摂取と，規則正しい食生活です。ポイントは「食塩を減らす」，「栄養バランスのよい食事をとる」，「過剰のカロリー摂取を避ける」，「脂肪の摂取を控える」，「アルコールはほどほどに」，「カリウム，カルシウムやマグネシウムの摂取」，「食物繊維の摂取」です。さらに，肥満者では肥満の是正と適正体重の維持を目指します。

　高血圧症の栄養食事療法は，心臓血管病変の発生および進展を直接的に予防する効果も期待されています。

1．食塩制限

　食べ物や飲み物から摂取する食塩の量を減らす方法が減塩療法です。1日に6g以下とします。食塩摂取量が高血圧と密接な関係にあることと，食塩制限により降圧薬の使用量を少なくできることから，減塩がすすめられてい

表5　日常生活の改善項目

1．食塩制限6g/日未満
2．野菜・果実の積極的摂取*
　　コレステロールや飽和脂肪酸の摂取を控える
3．適正体重の維持：BMI　体重（kg）÷［身長（m）］^{2}で25を超えない
4．運動療法：心血管病のない高血圧症が対象で，有酸素運動を毎日30分以上を目標に定期的に行う
5．アルコール制限：エタノールで男性は20～30mL/日以下，女性は10～20mL/日以下
6．禁煙

生活習慣の複合的な修正はより効果的である。

*野菜・果実の積極的摂取は，重篤な腎障害を伴うものでは，高カリウム血症をきたす可能性があるので推奨されない。
日本高血圧学会高血圧治療ガイドライン作成委員会『高血圧治療ガイドライン』2004年版，p.22

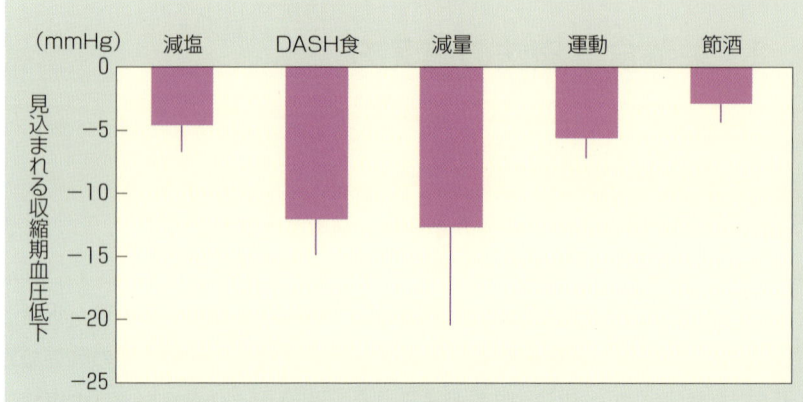

図2　生活習慣修正に基づく降圧の程度（JNC 7を改変）
日本高血圧学会高血圧治療ガイドライン作成委員会『高血圧治療ガイドライン』2004年版, p.22

ます。ただし、減塩食の効果がない場合は薬物療法が併用されます。

2．栄養素等のバランスを整える

　適正エネルギー量の範囲で、たんぱく質、脂質、糖質、ビタミン・ミネラルなどの必要な栄養素の過不足がないようにバランスを整えます。人間にとって、たんぱく質・脂質・糖質の三大栄養素と、ビタミン・ミネラルは必要不可欠ですが、高血圧者もこの基本は同じです。減塩にばかり気をとられて偏食や食物の種類まで制限してしまうことのないよう、できるだけ多くの種類の食物をとるように心がけます。肥満で高血圧の人は、エネルギー制限と運動によって体重を減らすことが必要です。

3．動物性脂肪の制限

　動物性脂肪のとり過ぎは血液中のコレステロール値を上げます。血中コレステロールが高い人は、動脈硬化による血管病変が進み、狭心症などが起こる危険性が高くなります。特に高血圧の人では、脳動脈硬化を著しく増強し、梗塞の危険性を極めて高くします。動脈硬化を予防するには、血圧を下げることと同時に、食事中の動物性脂肪の摂取を控えて、コレステロール値が高くならないように気をつけなければなりません。コレステロール値が高い人は、是正する必要があります。脂肪と血中コレステロールとの関係では、1つは食事中の脂肪の質の問題、2つ目は脂肪の摂取量の問題で、とり過ぎると全体のエネルギーが増えてしまうことです。

4．アルコールとたばこ

　アルコールは、エタノールの燃焼[*1]によって糖質・脂質の消費が節約され、肥満のもとになるので節制するようにします。飲酒が高血圧の原因とな

[*1] アルコールのエネルギーは1gあたり約7 kcalである。

る根拠は十分ではありませんが，これに伴う不摂生が予測される場合は節制というより禁止したほうがよいでしょう。たばこはアルコール以上に禁止したほうがよく，原則は禁止です。

5．カリウム，カルシウムやマグネシウムの摂取

　食塩を過剰摂取している高血圧者では，カリウム負荷による降圧効果が認められています。

　カルシウムとマグネシウムにも降圧効果があるといわれています。マグネシウムは動脈を弛緩させ，逆にカルシウムは収縮させてバランスをとっていますが，マグネシウムが減ると動脈の収縮が起こり，血圧が上がります。

　アメリカでのDASHという，低脂肪乳製品ならびに野菜・果物の多い食事による臨床試験で，中等度の高血圧症での有意な降圧効果が報告されています。脂肪制限食に，弱い降圧効果を有するカリウム，マグネシウム，カルシウムを多く含む食品（p.20～p.21）を組み合わせてとることがすすめられています。

表6　DASH食と日本食の比較

栄養組成	コントロール食（平均的アメリカ食）	野菜/果物食	DASH食	日本の代表的な食事	
				男性	女性
脂肪（％）	37	37	27	23.7	26.1
飽和脂肪酸	16	16	6	6.1	7.1
一価不飽和脂肪酸	13	13	13	8.6	9.4
多価不飽和脂肪酸	8	8	8	6.2	6.6
炭水化物（％）	48	48	55	52.3	56.2
たんぱく質（％）	15	15	18	15.8	16.1
コレステロール（mg/日）	300	300	150	446	359
食物繊維（g/日）	9	31	31	15.5	15.8
カリウム（mg/日）	1,700	4,700	4,700	1,920	1,891
マグネシウム（mg/日）	165	500	500	288	250
カルシウム（mg/日）	450	450	1,240	605	607
ナトリウム（mg/日）（エネルギーレベル：kcal)[1]	3,000 (2,100)	3,000 (2,100)	3,000 (2,100)	4,843 (2,278)	4,278 (1,798)

[1] エネルギーレベルはDASH食では2,100 kcalでまとめられているが，INTERMAP調査ではエネルギー摂取量が（特に女性で大きく）異なっており，その上での計算である。
日本高血圧学会高血圧治療ガイドライン作成委員会『高血圧治療ガイドライン』2004年版, p.24

表7 カリウムを多く含む代表的な食品

食品名	1回に食べる目安量	カリウム量（mg）
ほうれんそう	80 g	552
アボカド	1/2個（70 g）	504
さわら	1切れ（正味100 g）	490
だいず（乾燥）	20 g	380
しゅんぎく	80 g	368
メロン	1/6切れ（200 g 正味100 g）	340
納豆	1パック（50 g）	330
バナナ	中1本（正味90 g）	324
さといも	中1個（正味50 g）	320
トマト	1個（150 g）	315
あずき（乾燥）	20 g	300
牛乳	コップ1杯（200 g）	300
えだまめ	30さや（正味45 g）	266
すいか	小玉1/4個（400 g 正味200 g）	240
さつまいも	中1/5本（正味50 g）	235
まぐろ（赤身）	刺し身5切れ（60 g）	228
ひじき（乾燥）	5 g	220
じゃがいも	1/2個（正味50 g）	205
キウイ	小1個（正味70 g）	203
きな粉	10 g	190
めキャベツ	3個（30 g）	183
りんご	大1/2個（正味150 g）	165
わかめ（素干し）	3 g	156
アーモンド（乾燥）	20 g	154
玄米ごはん	1杯（150 g）	143

表8 カルシウムを多く含む代表的な食品

食品名	1回に食べる目安量	カルシウム量（mg）
干しえび（殻つき）	10 g	710
田作り	10 g	250
牛乳	コップ1杯（200 g）	220
丸干し（うるめいわし）	3尾（30 g）	171
厚揚げ	1/3枚（70 g）	168
ヨーグルト	125 g	150
こまつな	80 g	136
ししゃも	2尾（40 g）	132
モロヘイヤ	1/2束（50 g）	130
だいこんの葉	50 g	130
なばな	1/2束（80 g）	128
プロセスチーズ	ブロックタイプ1切れ（20 g）	126
木綿豆腐	1/3丁（100 g）	120
いりごま	10 g	120
高野豆腐	1個（16 g）	106

表9 マグネシウムを多く含む代表的な食品

食品名	1回に食べる目安量	マグネシウム量（mg）
玄米ごはん	1杯（150g）	74
あさり（殻つき）	175g（正味70g）	70
はまぐり（殻つき）	175g（正味70g）	57
アーモンド（フライ・味付け）	20g	54
かき（貝）	5個（正味70g）	52
納豆	1パック（50g）	50
カシューナッツ（フライ・味付け）	20g	48
だいず（乾燥）	20g	44
ほたてがい	140g（正味70g）	41
らっかせい（いり）	30g（正味20g）	40
いりごま	10g	36
ひじき（乾燥）	5g	31
干しさくらえび	10g	31
油揚げ	1枚（20g）	26
こんぶ（素干し）	2.5g	13

6．食物繊維

　食物繊維*3を必要量摂取することでインスリンの過剰分泌が抑制され，血圧の上昇を抑えるという報告があります。水溶性食物繊維はナトリウムを包み込み排泄する作用があります。便秘をすると血圧は上がりやすくなります。食物繊維は便量を増やし，腸の働きを活発にします。

*3 食物繊維摂取量目安は1,000 kcalあたり10g。2,000 kcalの場合20～25gである。

表10 食物繊維を多く含む代表的な食品

食品名	1回に食べる目安量	食物繊維量（mg）
干しがき	1個（正味40g）	5.6
だいず（乾燥）	20g	3.4
かぼちゃ	4cm角3切れ（正味100g）	3.5
納豆	1パック（50g）	3.4
乾しいたけ	2個（8g）	3.3
ごぼう	1/4本（正味50g）	2.9
かき（果実）	中1個（正味180g）	2.9
干しあんず	4個（30g）	2.9
ひじき（乾燥）	6g	2.6
ブロッコリー	1/2株（60g）	2.6
ゆでたけのこ	80g	2.6
りんご	大1/2個（150g）	2.3
板こんにゃく	1/3枚（100g）	2.2
切り干しだいこん（乾燥）	10g	2.1
キウイ	小1個（正味70g）	1.8

（表7～表10：五訂増補日本食品標準成分表より算出）

Ⅱ. 栄養基準

❶ 適正エネルギー量と栄養バランスの整え方

1 エネルギー量

「日本人の食事摂取基準」を目安にします。肥満を伴う高血圧者では標準体重を目標に減量します（標準体重1kgあたり25～30 kcal/日）。

2 たんぱく質

たんぱく質の摂取は、標準体重1kgあたり1.0～1.2gとしますが、動物性たんぱく質偏重は動物性脂肪摂取過剰をまねきます。良質たんぱく質である大豆製品などの植物性たんぱく質食品も取り入れます。

3 脂 質

脂肪エネルギー比は20～25％とします。脂質異常症等合併の場合は、動物性脂肪過剰にならないようにします。そのためには、飽和脂肪酸[*4]、一価不飽和脂肪酸、多価不飽和脂肪酸比が3：4：3となるように、動物性脂肪、植物性油、魚油の摂取割合を考慮します。多価不飽和脂肪酸のうち、n-3系の脂肪酸は血栓予防の効果があるといわれています。n-6/n-3比率は、多価不飽和脂肪酸の中のn-6系脂肪酸とn-3系脂肪酸の比率で、健常人の摂取比率が4：1であることからこの割合が推奨されています。しかし、不飽和脂肪酸は体内で容易に過酸化物を生成することから、これを抑えるためにビタミンCやビタミンEなどの抗酸化物を同時に摂取することが大切です。

4 食 塩

1日6g以下とします。食塩摂取量が高血圧と密接な関係があることと、食塩制限により降圧薬の使用量を少なくできます。

5 アルコール

アルコール摂取を制限します。1日に日本酒は180 ml弱、ビールは中びん1本、ウイスキーは2杯程度が目安です。

6 カリウム

1日2～4g[*5]とします。利尿降圧薬を服用している場合は、低カリウム血症を起こさないように注意します。

[*4] 飽和脂肪酸は、動物性の脂肪に多く含まれ、常温では固体で構造上二重結合をもたない。不飽和脂肪酸は、常温では液体で構造上二重結合をもつ。

[*5] カリウム摂取量は、高血圧予防の観点から、15歳以上では3.5 mg/日とすることが望ましい。

表11　栄養素等基準（1日あたり）

エネルギー （kcal/kg）	たんぱく質 （g/kg）	脂質 （エネルギー比％）	食塩 （g）	カリウム （g）	食物繊維 （g）
30～35 （肥満：25～30）	1.0～1.2	20～25	6	2～4	10g/1,000kcal

Ⅲ. 栄養食事療法の進め方

❶ 基本的な考え方

　適正体重の維持ができるエネルギー量で食塩制限と栄養バランスを整えることが基本となります。2006年の国民健康・栄養調査では，日本人の平均的な食塩摂取量は1日約11～12gですが，厚生労働省は高血圧の1次予防の観点から，男性1日10g未満，女性は8g未満を目標量としています。高血圧症では日本人の平均摂取量の約半分が目標となります。国民健康・栄養調査の結果では，総摂取食塩量の約半分をしょうゆ・みそなどの調味料，漬物，塩蔵品で摂取しています。このことから調味料の使用方法や漬物や塩蔵品（表15）のコントロール方法が減塩食調理のポイントになります。

　食品選択にあたっては，脂質の多い肉類や卵類の量をコントロールして，飽和脂肪酸やコレステロールが多くならないようにします。カリウムや食物繊維を含む野菜類は，1日300～350gを目安に不足しないようにします。

Ⅳ. 食事計画（献立）

❶ 食品構成

　食品構成例を次ページ表13に示します。

❷ 食事バランスガイドの活用

　献立は，主食＋主菜1品＋副菜・汁物2～3品を目安にします。それぞれの皿にのせる食品の分量としては，「食事バランスガイド」（p.137参照）の分量を参考にすると考えやすくなります。調味料の油脂，砂糖，しょうゆやみそ等は，1日分を3等分にして1食の目安を決めておき，その量を軸に前後の食事で調整するようにします。

表12　食事バランスガイドによるエネルギー量の配分

エネルギー (kcal)	主食 (SV)	副菜 (SV)	主菜 (SV)	牛乳・乳製品 (SV)	果実 (SV)
1,200	3	5～6	5	2	2
1,400	4	5～6	6	2	2
1,600	5～6	5～6	6	2	2
1,800	6	5～6	6	2	2

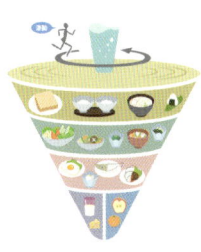

表13　食品構成例

食品群	分量 (g)	エネルギー (kcal)	たんぱく質 (g)	脂質 (g)	食物繊維 (g)	食塩 (g)
ごはん（胚芽米）	350	584	9.5	2.1	2.8	―
パン	90	238	8.4	4.0	2.1	1.2
その他の穀類	10	37	0.9	0.2	0.3	―
いも類	70	53	1.1	0.1	0.9	―
砂糖類	15	58	―	―	―	―
油脂類	20	186	―	20.0	―	―
豆・大豆製品	60	43	4.0	2.5	0.2	―
魚介類	70	85	14.5	2.5	―	0.2
肉類	60	70	11.2	2.3	―	0.1
卵類	50	76	6.2	5.2	―	0.2
牛乳・乳製品	200	134	6.6	7.6	―	0.2
緑黄色野菜	100	20	2.2	0.4	2.8	―
その他の野菜	200	46	2.6	0.4	3.6	―
果実類	150	81	0.3	0.2	2.3	―
海藻類	2	2	0.2	―	0.7	0.3
調味料（みそ，しょうゆ，食塩等）						3.8
計		1,713	67.7	47.5	15.7	6.0

表14　指示エネルギー量が1,600 kcalの場合の3食の配分例　　　　　(SV)

食品群	主食 ごはん パン めん類 大豆以外の豆類	副菜 緑黄色野菜 その他の野菜 いも きのこ 海藻	主菜 獣鳥肉 魚介 卵 大豆・大豆製品	牛乳・乳製品 牛乳 ヨーグルト チーズ	果実 みかん りんご 缶詰の果実・ドライフルーツは除く	調味料 植物油 マーガリン マヨネーズ ドレッシング 砂糖・みりん
朝食	2	2	2			
昼食	1.5	2	2			
夕食	1.5	2	2			
1日のうちで				2	2	10〜15g
合計	5	6	6	2	2	

❸ 献立の立て方

1 1日に使用できる穀類，たんぱく質食品，野菜類を，朝食・昼食・夕食の3食に配分します。なお，1食のエネルギー量は，指示量の約1/3量を目安とします。間食を考慮する必要がある場合は，100～200 kcalを配分します。

2 表13の食品構成例を参考に，肉類，魚類，卵，豆腐を主にした主菜，副菜を決めます。1日に使用できる食塩は6gです。各食事への配分を決めます。このとき，すべての料理をうす味にするのではなく，一品だけは重点的に味付けをするなど，献立にめりはりをつけます。減塩調味で食べやすい酢の物，揚げ物献立，香味野菜や香辛料を上手に組み合わせます。

3 食塩は6g以下を目標にする場合では，塩蔵品，加工品など食塩含有量の多い食材は控えます（表15）。

表15 加工品，漬物などの食塩量

	食品名	1回に食べる目安量	食塩量（g）
魚介加工品	あじの開き干し	1枚 80g（可食部 約50g）	0.9
	ししゃも（子持ち・国産）	2尾（40g）	0.5
	めざし	1尾（15g）	0.4
	甘塩さけ	中1切れ（70g）	1.3
	塩さば	中1切れ（70g）	1.3
	いか塩辛	小皿1人前（30g）	2.0
	しらす干し（微乾燥品）	大さじ1（6g）	0.2
	たらこ	1/4腹（20g）	0.9
	からしめんたいこ	1/4腹（20g）	1.1
	板かまぼこ	厚さ1cm1切れ（20g）	0.5
	かに風味かまぼこ	1本（11g）	0.2
	さつま揚げ	1枚（65g）	1.2
つくだ煮	昆布のつくだ煮	1食分（5g）	0.4
	のりのつくだ煮	大さじ1（15g）	0.9
	塩昆布	10g	1.8
肉加工品	ロースハム	1枚（15g）	0.4
	ベーコン	1枚（20g）	0.4
	ウインナーソーセージ	1本（15g）	0.3
乳製品	プロセスチーズ	ブロックタイプ1切れ（20g）	0.6
	粉チーズ	大さじ1（6g）	0.2
	クリームチーズ	1食分（20g）	0.1
	カマンベールチーズ	1食分（20g）	0.4
漬物	梅干し（塩漬）	1個13g（正味10g）	2.2
	梅干し（調味漬）	1個13g（正味10g）	0.7
	たくあん漬	3切れ（20g）	0.9
	きゅうりぬかみそ漬	3切れ（20g）	1.1
	はくさいの塩漬	1食分（30g）	0.7
	はくさいキムチ	1食分（30g）	0.7
	しば漬	1食分（20g）	0.8
	福神漬	1食分（20g）	1.0

（五訂増補日本食品標準成分表より算出）

❹ 主菜や副菜献立に添える野菜類は，1食に100〜150gを目安にし，食物繊維，カリウムの摂取量を増やします。
　❺ 牛乳・乳製品や果実は単品でも摂取できます。献立の中に取り入れるよりも，食事後のデザートや間食として活用します。

❹ 献立作成のポイント
　❶ 料理の手順には，肉や魚の下調理として塩を振ったり，野菜を塩もみにする作業がありますが，余分な食塩は使用を控えます。調理に際しては，下味はつけず，食べる直前に味付けを行うことで，同じ食塩量でより塩味を感じることができます。
　❷ 加工食品（水産練り製品，水煮缶詰，ハムやソーセージなどの肉類加工品など）の使用はなるべく避けますが，使用するときは必ず食塩量を考えます。特にインスタントだしの素などは，食塩含有量が多いので注意します。
　❸ 酸味や香辛料，減塩食品（減塩梅干し，減塩梅びしお，うす味カレー，うす塩シチュー，低塩のりつくだ煮，食塩無添加うどん・そばなど）を利用して献立にメリハリをつけます（p.93 参照）。
　❹ 料理は熱いものは熱く，冷たいものは冷たくして食します。
　❺ 新鮮な食材を選びます。
　❻ カリウムの割合が高い食品は，野菜，果実，いも類です。また，カリウムは水に溶けやすく，ゆでたり，煮たりすると，3割は流出します。カリウムを効率的にとるには，生で食べるサラダやカリウムが溶け出た煮汁ごと食べるスープ，スープ煮がおすすめです。スープ類は長時間煮ることでうま味が煮汁に移り，うす味でおいしく仕上がります。

V. 栄養教育

❶ 栄養食事指導
　栄養食事療法は，継続することではじめて効果があります。いままでの生活習慣を把握して，日常生活の中での具体的な改善点を見出して，継続できることから始めます。特に，高齢者では味覚の鈍化の傾向があるので，厳し過ぎる管理は，QOLを著しく損ねる可能性があります。また，加齢とともに頑固になる傾向があるので，嗜好を尊重しつつ，栄養食事療法に対する関心度を高めて慎重に進めます。
　また，日常生活では過労を避け，睡眠と休息を十分にとることや，喫煙者では禁煙をすすめます。

1．基本的考え方

栄養食事療法の基本は，食塩制限とエネルギーコントロールですが，これらは継続してはじめて降圧効果を現わします。したがって，対象者のこれまでの食生活や生活習慣を考慮しないで指導すると，栄養食事療法の継続や実行が難しくなり降圧効果が期待できなくなります。

栄養食事指導では，努力すれば実現可能なことや，日常生活での具体的な改善点をあげるなどして，継続できることから始めるように指導します。

2．指導のポイント

❶ 食塩摂取量が高血圧発症に密接な関連があること，また食塩制限により降圧薬の使用量を少なくできることから，減塩食は高血圧栄養食事療法として推奨されています。しかし，日本人のように，長い年月，食塩の多い食事をしてきた人には，血圧が高いからといって，伝統的な食習慣を急にかえることは現実には難しいものです。減塩を実践するには，まず，漬物，汁物などでの摂取量や調味料の使い方，さらにその地域の食習慣なども含め，食塩摂取の現状を把握します。食塩摂取過剰になる要因と考えられるものから優先的に改善を進めます。

第1段階として1日に8g以下を目標とします。第2段階として1日6gくらいまでは実行可能です。減塩を実行するときのポイント（表16）を指導します。

❷ 減塩効果がない食塩非感受性高血圧症の場合は，薬物療法を行うと同時に，肥満者では減量，飲酒者ではアルコール制限，カリウムやカルシウム，

表16　減塩を実行するときのポイント

- 漬物・梅干し・つくだ煮など，食塩の多い常備食を食卓上に置かないようにする。
- 食材のうま味を利用する（だし汁：こんぶ，かつお節，乾しいたけ。和え物：かつお節で和える）。
- 食卓上でかける調味料（しょうゆ・ソースなど）は上からかけるのでなく，小皿にとる。
- つくだ煮，干物，かまぼこ・竹輪などの水産練り製品や，ハム・ソーセージなどの畜産練り製品を控える。
- インスタント食品は食塩が多いので控える。
- みそ汁・清し汁などの汁物は具だくさんにして汁の量を減らす。
- めん類の汁は飲まないで残す。
- 香味野菜（青じそ，ねぎ，ゆず，すだちの皮，みつば，みょうが，にら）を利用する。
- 酢や香辛料（とうがらし，カレー粉，こしょう）を利用する。
- 油のもつこくを利用（唐揚げ，天ぷら，フライなど）することによって食塩を控える。
- 減塩調味料（だし割りしょうゆ，減塩しょうゆ，減塩みそ，減塩ソースなど）を利用する。
- 減塩加工品（無塩パン，低塩のりつくだ煮，減塩梅干し，うす味カレーなど）を利用する。

マグネシウムを多く含む食品の摂取をすすめます。

3．栄養食事療法の自己評価

1日7～8g程度の長期の実践可能と思われる減塩のみでは，降圧効果を上げるには不十分です。肥満を伴う高血圧症では，標準体重を目標にセルフモニタリングをすすめます。セルフモニタリングでは，体重や体脂肪，血圧，歩数などのほかに，食事内容，食事時間，場所を記録して自己評価ができるようにすると学習効果が上ります。

4．調味料，塩蔵品，加工食品のとり方

各人の食習慣を知るために，病院食の味付けを評価させ，いままでの食事の味付けの濃淡を判断します。煮物の頻度，かけじょうゆやソースの使い方，ドレッシングの使い方などを確認して適切な調味料の使い方を指導します。汁物，漬物，塩蔵品の摂取量が多い場合は，これらのコントロールが重要なポイントとなります。また，加工食品やインスタント食品，カップめん類，調理済みレトルト食品，半調理の冷凍食品には，食塩含有量が多いので注意します。どうしても使用する場合は，表示されている食塩含有量を確認し，食塩含有量の少ないものを選びます。また，カップめんは汁を残します。スナック菓子類も一般に食塩含有量が多いので避けるか，控えめにします。

なお，栄養表示がナトリウムで行われている場合は，次の式で食塩相当量が算出できます。

$$食塩相当量(g) = Na\,(mg) \times 2.54 \div 1{,}000$$

5．アルコール類

アルコール摂取直後は，アルコールによる血管拡張作用により血圧は低下しますが，長期的な過剰飲酒は血圧上昇の原因になります。適量は米国合同委員会第6次報告の制限範囲内（日本酒換算で1合/日以下，ビール中びん1本，ワインはグラス2杯）とされています。また，アルコールが過剰になるとつまみが多くなり，食塩やエネルギー量増加の一因となります。食事内容も偏る可能性があるので注意が必要です。アルコール多飲者には適量を指示しますが，場合によっては禁酒とします。

6．外食の上手な選び方

外食は一般に主食・小麦粉製品，食塩を多く含む調味料，油・バターの使用割合が高く，野菜類が少ないメニューが多いので上手に選ぶ必要があります。選ぶときは肉よりも魚料理，洋食や中華料理よりも和食を心がけ，野菜が少ないメニューのときは別の食事で野菜料理を多くするなど，食塩だけでなく全体の栄養バランスにも注意します。また，昼食を外食にせざるを得ない場合は，外食を含めた1日の食品や食塩の配分を考えます。例えば昼食で食塩を3gぐらいと考えると，朝食1g，夕食2gが目安になります。

外食の食べ方のポイント

① 汁ものは具だけ食べるか，または箸をつけない。めん類のつゆは残す。
② 漬物は食べない。
③ マヨネーズやドレッシング，しょうゆなど調味料をかけないですむものはかけない。
④ フライなどの揚げ物は，ソースなど上からかけずに小皿または皿の端にとり，つけながら食べる。
⑤ 酢や柑橘類の酸味や，ねぎ，青じそ，みょうが，しょうがなどの香味野菜を多めにとる。

表17 外食の食塩量（1食あたり）

料理名	エネルギー（kcal）	たんぱく質（g）	脂質（g）	食塩（g）
きつねうどん	300〜400	10〜12	5〜10	4〜5
ラーメン	600〜700	20〜30	20〜25	5.5〜7
スパゲッティナポリタン	700	20〜25	30	3.5〜4
牛丼	600〜700	20〜25	15	3
親子丼	700〜800	25〜30	15〜20	3.5〜4
エビフライ定食	1,000〜1,100	35	50	6〜7
カツ丼	900〜1,000	20〜25	35	4〜5
にぎりすし	500〜600	20〜25	5〜10	2〜3*
ハンバーガー	240〜250	12〜13	8〜9	1〜1.5

＊つけじょうゆは除く

❷ 運動指導

　運動不足は，食べ過ぎとともに，肥満を助長するだけでなく，動脈硬化を促進し，心臓病・脳卒中・糖尿病を引き起こす危険因子です。また，運動をしない人の血圧は，する人に比べて高めといわれています。運動をしているときには血圧は上昇しますが，運動の種類や強度を選択することにより降圧効果が見られます。運動には筋肉の収縮と弛緩を繰り返す運動（動的等張性運動），例えば歩行や水中歩行，ラジオ体操，サイクリングなどの運動と，筋収縮を持続させる運動（動的等尺性運動），例えば重量挙げや腕立て伏せなどがありますが，高血圧症の運動療法としては筋肉の収縮と弛緩を繰り返す動的等張性運動が適しています。

　量的には，1回60分を週3回以上，または1回30分を週6回程度行うと効果的です。

食事計画 ｜ 献立例 1 1,400 kcal

ちょっとした工夫でボリューム感ある献立に

朝

献立	1人分材料・分量（目安量）	作り方
ごはん 主食	胚芽米ごはん 150 g	
もやしとにら のたまごとじ 主菜	大豆もやし 60 g にら 10 g しめじ 10 g 卵 30 g だし汁 40 g しょうゆ 5 g みりん 5 g	①だし汁，調味料でもやしとしめじを煮て，にらを加えて，さっと煮る。 ②火が通ったら溶きたまごを回し入れる。
もずく酢 副菜	もずく 40 g きゅうり 10 g だし汁 5 g 酢 5 g しょうゆ 3 g みりん 2 g おろししょうが 0.5 g	①もずくはざるに入れて，さっと洗い，調味液に漬けておく。 ②きゅうりは薄い輪切りにして，もずくと和えて，おろししょうがをのせる。
しらすおろし 副菜	だいこん 70 g しらす干し 5 g しょうゆ 0.5 g	

昼

献立	1人分材料・分量（目安量）	作り方
いかと トマトの スパゲッティ 主食	スパゲッティ（乾） 60 g いか 30 g たまねぎ 40 g マッシュルーム（生） 20 g トマト（缶詰・ホール） 80 g にんにく 3 g 白ワイン 10 g オリーブ油 8 g 塩 0.4 g	①いかは皮をむいて輪切り，たまねぎ，マッシュルームは薄切り，トマトホール缶詰は粗みじんに切る。 ②にんにくをみじん切りにしてオリーブ油で弱火で炒め，火を強くしてから野菜，いかの順に加える。 ③ワインを振り入れてふたをし，蒸し煮にする。 ④ゆでたスパゲッティを加えて塩で調味する。
キャベツと じゃがいもの スープ 汁	キャベツ 30 g じゃがいも 40 g にんじん 10 g さやえんどう 10 g ベーコン 3 g 洋風だし 150 g	①野菜，ベーコンは細切りにし，スープで野菜とベーコンを煮る。
春野菜の 和風サラダ 副菜	ブロッコリー 50 g うど 20 g たまねぎ 10 g ラディッシュ 10 g ドレッシング ｛しょうゆ 3 g／酢 5 g／油 3 g｝	①ブロッコリーは小房に分けてゆでる。 ②うど，たまねぎ，ラディッシュは薄切りにして水にさらした後，水気をきる。 ③①と②を混ぜ合わせ，ドレッシングをかける。
パインアップル デザート	パインアップル 100 g	

高血圧症

献立	1人分材料・分量（目安量）	作り方
夕 グリンピースごはん（主食）	米（胚芽精米）60 g 水 80 g 酒 2.5 g グリンピース 15 g	① 分量の酒，水を入れて米を炊く。 ② 沸騰してきたらグリンピースを加える。 ③ その後は通常の炊き方で米を炊く。
鶏肉の菜の花焼き（主菜）	鶏肉（ささ身）60 g 　みりん 5 g 　しょうゆ 5 g 卵 15 g 　砂糖 0.5 g 菜の花 10 g	① ささ身は観音開きにし，調味液（みりん，しょうゆ）に漬けておく。 ② 菜の花は下ゆでして水気をきる。 ③ 溶き卵に砂糖を加えて半熟のいりたまごをつくり，菜の花と混ぜる。（通常は塩を使いますが，高血圧症では控えます） ④ ささ身を焼き火が通ったら菜の花入りのいりたまごをのせ，再び焼く。
えびの三杯酢和え（副菜）	むきえび 10 g きゅうり 10 g うど 10 g ふき 10 g 糸みつば 5 g 酢 3.5 g みりん 0.8 g うすくちしょうゆ 2 g 砂糖 0.8 g 木の芽，レモン汁（少々）	① えびはゆでておく。 ② きゅうり，うどは薄切り，ふき，みつばは下ゆでして3cm位に切る。 ③ 調味液で和えてレモン汁を振り，木の芽をのせる。
豆腐スイーツ（デザート）	絹ごし豆腐 50 g 寒天 1 g 水 120 g 黒蜜 7.5 g	① 寒天は洗って水に漬け，30分おく。 ② 寒天を水とともに鍋に入れて火にかけ煮溶かす。 ③ 豆腐は2つに切り，流し箱に間隔を空けて並べ，寒天液を型に流し入れ，冷やし固める。 ④ 切り分けて黒蜜をかける。

献立	1人分材料・分量（目安量）	作り方
間食 抹茶牛乳（デザート）	牛乳 150 g 抹茶 0.2 g	① カップに牛乳を入れ，電子レンジで温め，抹茶を加え，よく混ぜる。

1日の栄養量

	E(kcal)	P(g)	F(g)	食物繊維(g)	食塩(g)
朝	373	13.8	5.3	4.9	1.8
昼	543	22.0	14.6	9.8	2.4
夕	406	26.1	4.9	3.0	1.2
間食	101	5.0	5.7	0.1	0.2
計	1,423	67.0	30.5	17.7	5.6

P：F：C　P 18.8　F 19.3　C 61.9　%

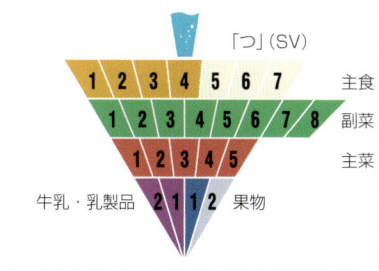

食事バランスガイド

「つ」(SV)とはサービング（食事の提供量の単位）の略

食事計画献立例1

食事計画 ｜ 献立例 1　　　1,400 kcal

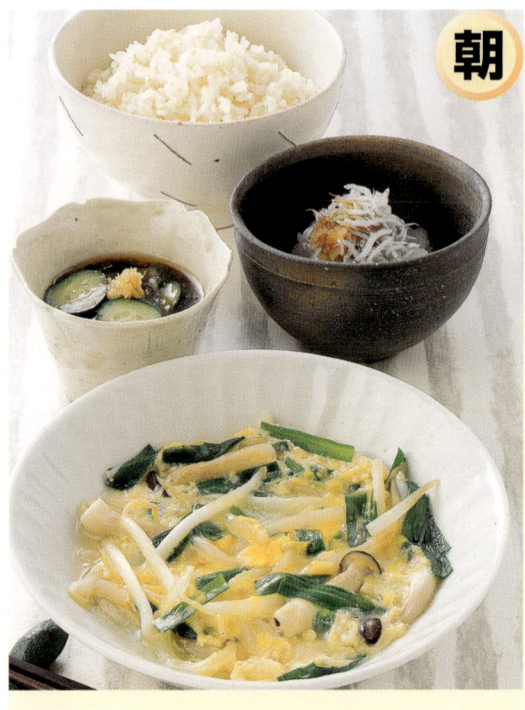

 朝

●もやしとにらのたまごとじでボリューム感を出します

主食	ごはん
主菜	もやしとにらのたまごとじ *variation*　さけのゆず香焼き　*p.65*
副菜	もずく酢 *variation*　焼きなすのなめこおろし和え　*p.71*
副菜	しらすおろし *variation*　だいずとひじきの煮物　*p.71*

	E (kcal)	P (g)	F (g)	繊維 (g)	食塩 (g)
ごはん	251	4.1	0.9	1.2	0.0
もやしとにらのたまごとじ	88	6.9	4.1	2.0	0.9
もずく酢	11	0.4	0.1	0.7	0.5
しらすおろし	23	2.4	0.2	1.0	0.4

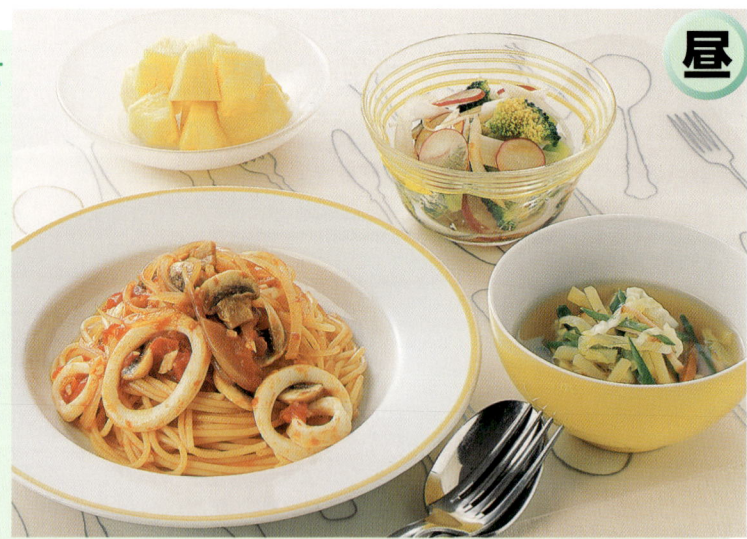

 昼

●トマトの味をいかして食塩を控えめに

主食	いかとトマトのスパゲッティ *variation*　カレーチャーハン　*p.58*
汁	キャベツとじゃがいものスープ *variation*　わかめと野菜のスープ　*p.61*
副菜	春野菜の和風サラダ
デザート	パインアップル

	E (kcal)	P (g)	F (g)	繊維 (g)	食塩 (g)
いかとトマトのスパゲッティ	370	15.0	9.9	3.9	1.1
キャベツとじゃがいものスープ	66	3.7	1.3	1.6	0.8
春野菜の和風サラダ	56	2.7	3.3	2.8	0.5
パインアップル	51	0.6	0.1	1.5	0.0

| 高血圧症 |

夕

● 季節の食材を取り入れるときもボリュームのある食事にしましょう

- **主食** グリンピースごはん
  variation 野菜たっぷり焼きうどん *p.59*
- **主菜** 鶏肉の菜の花焼き
  variation 牛肉のねぎ巻き揚げ *p.67*
- **副菜** えびの三杯酢和え
  variation カレーおから *p.69*
- **デザート** 豆腐スイーツ
  variation ブラマンジェ *p.72*

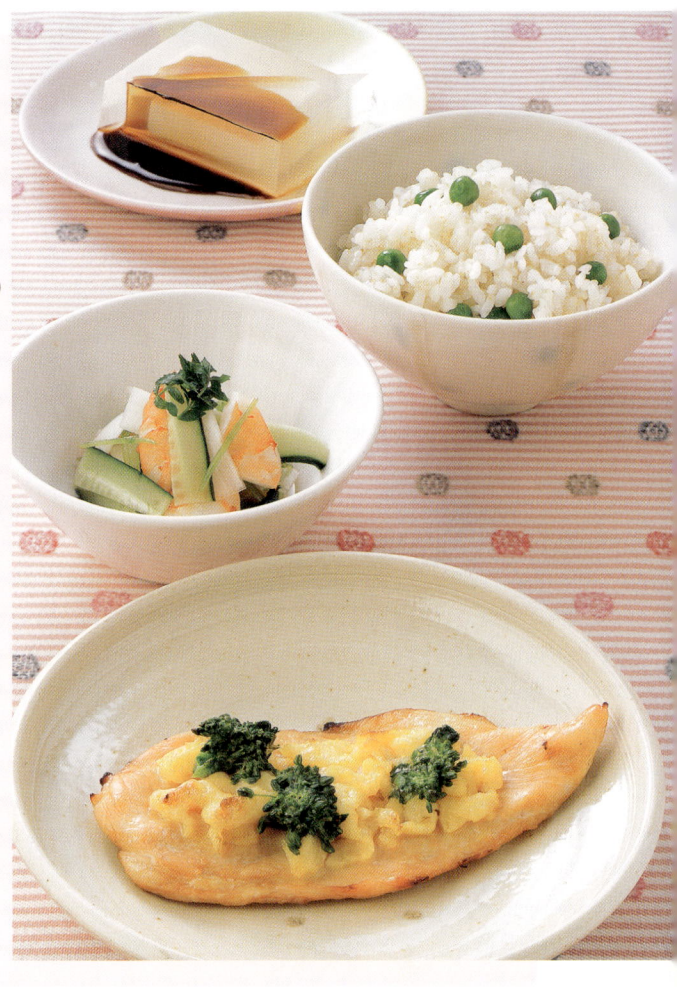

	E (kcal)	P (g)	F (g)	繊維 (g)	食塩 (g)
グリンピースごはん	229	4.9	1.3	1.9	0.0
鶏肉の菜の花焼き	106	16.5	2.0	0.4	0.8
えびの三杯酢和え	20	2.2	0.1	0.5	0.4
豆腐スイーツ	50	2.5	1.5	0.2	0.0

間食

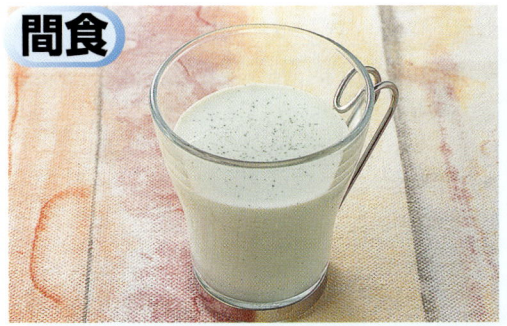

間食 抹茶牛乳

	E (kcal)	P (g)	F (g)	繊維 (g)	食塩 (g)
抹茶牛乳	101	5.0	5.7	0.1	0.2

食事計画｜献立例 2　　1,600 kcal

食物繊維たっぷりのヘルシーメニュー

朝

献立	1人分材料・分量（目安量）	作り方
ごはん（主食）	胚芽米ごはん 150 g	
さといものみそ汁（汁）	さといも 40 g にら 5 g みそ 8 g だし汁 150 g	① だし汁を煮立てさといもを煮，軟らかくなったら，みそを加え，火を止める直前ににらを加える。
温泉たまご（主菜）	卵 50 g しょうゆ 3 g だし汁 10 g	① 70℃位の湯に生卵を 20〜30 分ふたをして浸しておく。 ② ①の温泉たまごを器に割り，だし汁としょうゆをかける。
もやしの野菜炒め（副菜）	大豆もやし 70 g にんじん 10 g 生しいたけ 10 g ピーマン 5 g 塩 0.3 g こしょう（少々） 油 4 g	① にんじん，しいたけ，ピーマンはせん切りにしてもやしとともに炒め，調味する。

昼

献立	1人分材料・分量（目安量）	作り方
はちみつトースト（主食）	食パン 60 g はちみつ 7 g	
たいの包み焼き（主菜）	たい 60 g 　塩 0.4 g 　こしょう（少々） アスパラガス 30 g たまねぎ 30 g トマト 30 g 無塩バター 3 g ミックスチーズ 10 g レモン 15 g	① たいに塩，こしょうをする。 ② クッキングペーパーに輪切りにしたたまねぎを敷き，たいをのせ，固めにゆでたアスパラガス，くし形に切ったトマト，チーズ，バターをのせ包み，オーブンで焼く。 ③ レモンをしぼって食べる。
キャベツとコーンの和風サラダ（副菜）	キャベツ 40 g スイートコーン（ホール缶）10 g きゅうり 20 g 青じそ 0.5 g しょうゆ 3 g 酢 5 g	① せん切りのキャベツにコーンと青じそのせん切り，きゅうりの輪切りをのせ，酢じょうゆをかける。

高血圧症

夕

献立	1人分材料・分量（目安量）	作り方
ごはん（主食）	胚芽米ごはん 150 g	
鶏肉の香り焼き（主菜）	鶏肉（もも皮つき）60 g 　小麦粉 3 g 長ねぎ 25 g にんじん 20 g A｛酒 5 g，しょうゆ 3 g 　みりん 3 g，しょうが 3 g 　一味とうがらし 0.1 g 油 4 g かぶ 50 g 　砂糖 2.5 g，酢 5.5 g	① 鶏肉，2 cmに切った長ねぎ，斜め薄切りに切ったにんじんを調味液Aに漬け込む。 ② 鶏肉に小麦粉をまぶしてソテーする。 ③ 長ねぎ，にんじんも途中で加える。 ④ かぶは薄切りにして砂糖と酢を合わせた甘酢で和える。
れんこんとふきの煮物（副菜）	れんこん 40 g ふき 20 g 油揚げ 5 g こんにゃく 30 g カットわかめ 1 g かつお節 1 g しょうゆ 3 g みりん 6 g だし汁 50 g	① れんこん，すじを取って下ゆでしたふき，油揚げ，こんにゃくをかつお節とだし汁で煮て調味する。 ② 器に盛り付け，水で戻したわかめを残った汁でさっとゆでて，添える。
ほうれんそうとえのきの和え物（副菜）	ほうれんそう 50 g えのきたけ 20 g しょうゆ 3 g だし汁 6 g	① ほうれんそうはゆでて適当な大きさに切り，えのきたけは芯をとったのち半分に切ってさっとゆでる。 ② しょうゆとだし汁で和える。
オレンジ（デザート）	オレンジ 100 g	

間食

献立	1人分材料・分量（目安量）	作り方
かき	かき 100 g	
ロイヤルミルクティー	牛乳 150 g 砂糖 5 g 紅茶葉 4 g	① 牛乳を沸かし，火を止める直前に茶葉を入れる。 ② 2〜3分蒸らし，茶こしでカップに注ぐ。

1日の栄養量

	E(kcal)	P(g)	F(g)	食物繊維(g)	食塩(g)
朝	439	15.3	11.9	5.0	2.1
昼	385	23.3	12.3	4.7	1.9
夕	597	20.9	15.6	8.3	1.8
間食	192	6.2	6.0	3.1	0.2
計	1,614	65.7	45.8	21.1	5.8

P：F：C　P 16.3　F 25.5　C 58.2　％

食事バランスガイド

主食 1 2 3 4 5 6 7
副菜 1 2 3 4 5 6 7 8
主菜 1 2 3 4 5
牛乳・乳製品 3 2 1　1 2 果物

「つ」(SV)とはサービング（食事の提供量の単位）の略

食事計画献立例2

食事計画 | 献立例 2　　1,600 kcal

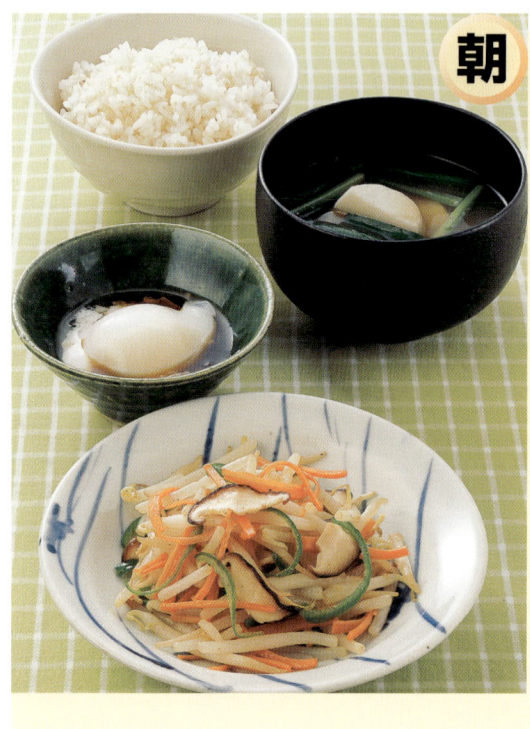

朝

● さといもや野菜を減塩にして調理します

- 主食　ごはん
- 汁　　さといものみそ汁
  variation わかめと野菜スープ　p.61
- 主菜　温泉たまご
- 副菜　もやしの野菜炒め
  variation 焼きなすのなめこおろし和え　p.71

	E (kcal)	P (g)	F (g)	繊維 (g)	食塩 (g)
ごはん	251	4.1	0.9	1.2	0.0
さといものみそ汁	41	1.8	0.7	1.4	1.1
温泉たまご	78	6.4	5.2	0.0	0.6
もやしの野菜炒め	69	3.0	5.1	2.3	0.3

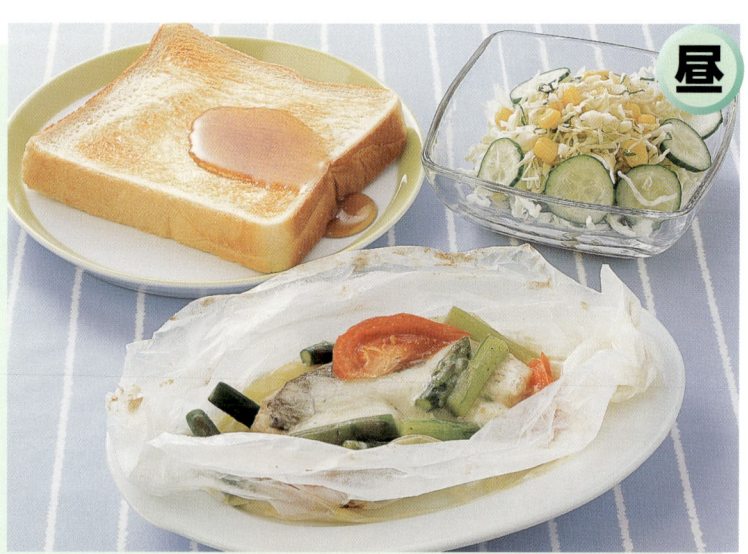

昼

● 包み焼きで香りを生かします。サラダはコーンの甘味でいただきます

- 主食　はちみつトースト
  variation ロールパン
- 主菜　たいの包み焼き
  variation さけの香草焼き　p.66
- 副菜　キャベツとコーンの和風サラダ
  variation トマトのサラダ　p.69

	E (kcal)	P (g)	F (g)	繊維 (g)	食塩 (g)
はちみつトースト	179	5.6	2.6	1.4	0.8
たいの包み焼き	182	16.5	9.6	2.1	0.6
キャベツとコーンの和風サラダ	24	1.2	0.2	1.3	0.5

高血圧症

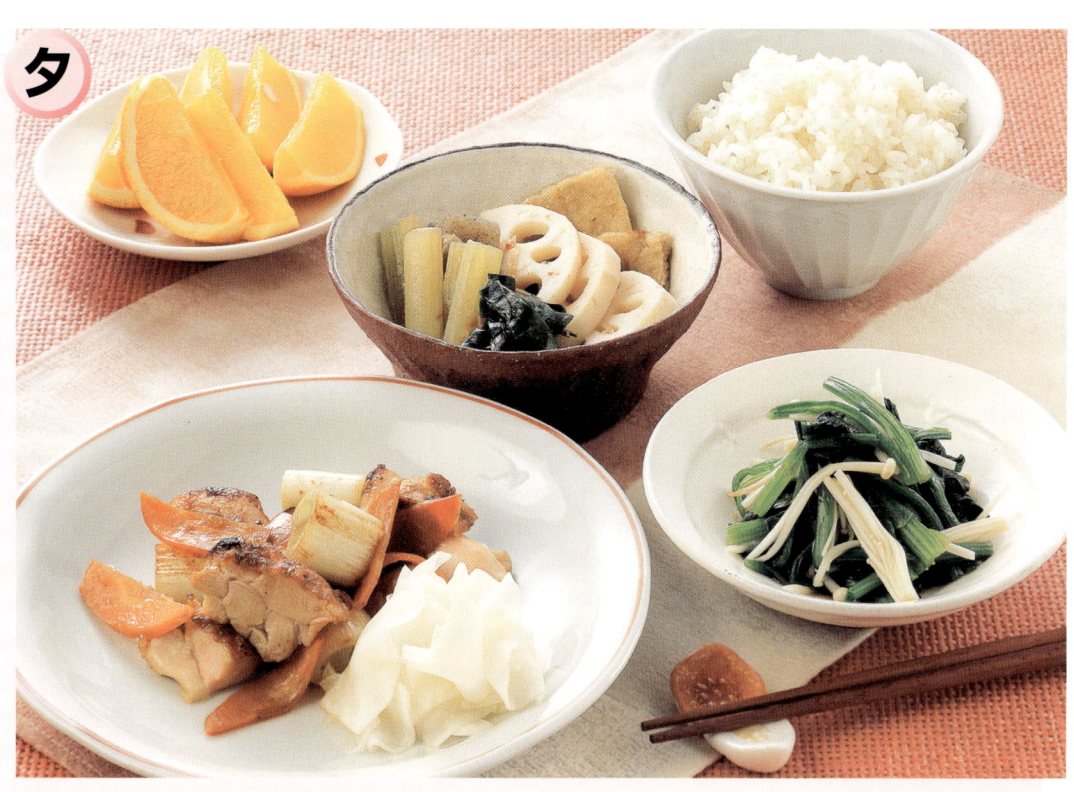

●鶏肉は小麦粉を付けて味をまとめます

	E (kcal)	P (g)	F (g)	繊維 (g)	食塩 (g)
ごはん	251	4.1	0.9	1.2	0.0
鶏肉の香り焼き	219	10.9	12.6	2.0	0.5
れんこんとふきの煮物	72	3.1	1.8	2.1	0.8
ほうれんそうとえのきの和え物	17	1.9	0.2	2.2	0.4
オレンジ	39	1.0	0.1	0.8	0.0

主食	ごはん
主菜	鶏肉の香り焼き *variation* 豚肉のカレーしょうが焼き *p.64*
副菜	れんこんとふきの煮物 *variation* 糸こんにゃくのごまじょうゆ和え *p.70*
副菜	ほうれんそうとえのきの和え物 *variation* みずなのからし和え
デザート	オレンジ *variation* フルーツみつ豆 *p.74*

間食

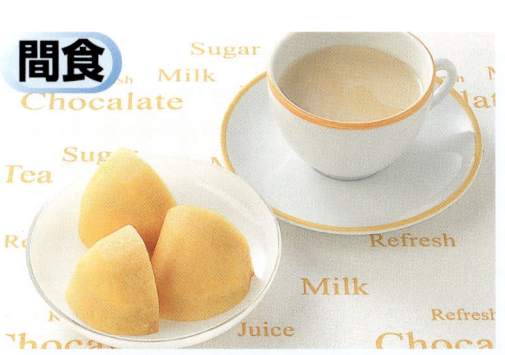

間食	かき ロイヤルミルクティー

	E (kcal)	P (g)	F (g)	繊維 (g)	食塩 (g)
かき	60	0.4	0.2	1.6	0.0
ロイヤルミルクティー	132	5.8	5.8	1.5	0.2

食事計画献立例2

食事計画 献立例 3　　1,600 kcal

バランスよい食事は毎日の活力源

朝

献立	1人分材料・分量（目安量）	作り方
ごはん（主食）	胚芽米ごはん 150 g	
こまつなと油揚げのみそ汁（汁）	こまつな 25 g 油揚げ 5 g だし汁 120 g みそ 8 g	① 油揚げは湯通しして油抜きし，短冊に切る。 ② こまつなはさっとゆで，3 cmに切る。 ③ だし汁で①を煮，しんなりしたらみそを溶き入れ，②を入れる。
シーチキンのおろし和え（副菜）	ツナ（缶詰）40 g だいこん 70 g	① ツナ（缶詰），だいこんおろしを和える。
根菜のピクルス風（副菜）	ごぼう 40 g れんこん 20 g にんじん 10 g 黄ピーマン 10 g きゅうり 20 g 酢 10 g しょうゆ 1 g オリーブ油 4 g 砂糖 1.2 g	① 材料はスティック状に切る。 ② ごぼう，れんこん，にんじん，ピーマンはゆでてから，きゅうりはそのまま調味液に漬け込む。
洋なし（デザート）	ラフランス 75 g	

昼

献立	1人分材料・分量（目安量）	作り方
焼きビーフン（主食）	ビーフン 60 g キャベツ 50 g 豚肉（もも・脂身つき）40 g 大豆もやし 50 g 油 3 g 中華だし 100 g ごま油 3.5 g しょうゆ 5 g こしょう（少々）	① ビーフンはたっぷりの湯でゆで戻し，食べやすい長さに切る。 ② 短冊に切ったキャベツ，一口大に切った豚肉，もやしを炒め，野菜がしんなりしたらビーフンを加えてさらに炒め，中華だしと調味料で調味する。
アボカドとトマトのサラダ（副菜）	レタス 10 g きゅうり 20 g トマト 30 g アボカド 30 g ドレッシング｛油 4 g／酢 5 g／しょうゆ 3 g｝	① レタスは適当な大きさにちぎり，きゅうりは乱切りにする。レタスを器に盛り，きゅうり，トマト，一口大に切ったアボカドをのせ，ドレッシングをかける。
ウーロン茶（飲み物）	ウーロン茶 150 g	

高血圧症

夕

献立	1人分材料・分量（目安量）	作り方
ごはん（主食）	胚芽米ごはん 150 g	
まぐろの山かけ（主菜）	まぐろ（刺し身用赤身）60 g ながいも 50 g 焼きのり 0.5 g わさび 0.5 g しょうゆ 6 g	① 一口大に切ったまぐろの刺し身にすりおろしたながいもをかけ，焼きのりとわさびをのせ，しょうゆをかける。
なすのそぼろ炒め（副菜）	なす 80 g 鶏肉（ひき肉）15 g さやえんどう 3 g 油 5 g 砂糖 3 g しょうゆ 5 g	① なすは縦半分に切り，1 cm幅の斜め切りにする。さやえんどうはせん切りにする。 ② 鶏ひき肉をポロポロとするまで炒め，なすを加えて炒め，しんなりしたら調味する。最後にさやえんどうを加えて，さっと炒め合わせる。
こまつなのごま煮（副菜）	こまつな 40 g にんじん 20 g ぜんまい（ゆで）40 g しょうゆ 5 g 砂糖 2 g いりごま 10 g だし汁 50 g	① こまつなはゆでて 4 cmに切る。 ② にんじんは，4 cm長さのせん切りにしてゆで，水気をきる。 ③ ぜんまいは水気をきって 4 cmに切る。 ④ ①②③を合わせ，調味する。

間食

献立	1人分材料・分量（目安量）	作り方
いちごのヨーグルト和え（デザート）	いちご 50 g ヨーグルト（加糖）100 g	① いちごを食べやすい大きさに切り，ヨーグルトと和える。

● 菓子の食塩量（100 gあたり）

五訂増補日本食品標準成分表による

食品名	エネルギー(kcal)	食塩(g)	食品名	エネルギー(kcal)	食塩(g)
ポテトチップス	554	1.0	あられ	381	1.7
成形ポテトチップス	540	0.9	揚げせんべい	465	1.2
コーンスナック	526	1.2	クラッカー（ソーダクラッカー）	427	1.9
塩せんべい	373	2.0			

＊製品により異なりますので，栄養価表示を参考にしてください。

1日の栄養量

	E(kcal)	P(g)	F(g)	食物繊維(g)	食塩(g)
朝	475	15.9	8.5	7.8	1.6
昼	523	16.9	24.6	4.8	1.3
夕	554	29.0	13.3	8.4	2.5
間食	84	4.8	0.3	0.7	0.2
計	1,636	66.5	46.5	21.7	5.6

P：F：C　P 16.3　F 25.6　C 58.1　％

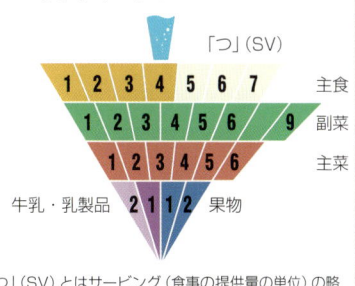

食事バランスガイド
「つ」(SV)とはサービング（食事の提供量の単位）の略

食事計画献立例3

食事計画 献立例 3　　1,600 kcal

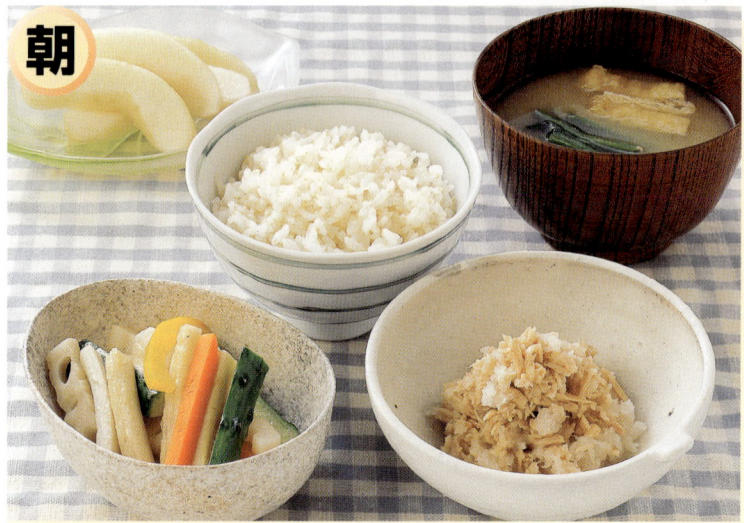

朝

●朝食の常備菜を上手に使って。ピクルスはオリーブ油で食べやすくします

主食	ごはん
汁	こまつなと油揚げのみそ汁 *variation* ミネストローネ p.63
副菜	シーチキンのおろし和え *variation* いわしのスパイスグリル p.64
副菜	根菜のピクルス風 *variation* ヤングコーンとサラダなとトマトのドレッシングサラダ
デザート	洋なし

	E (kcal)	P (g)	F (g)	繊維 (g)	食塩 (g)
ごはん	251	4.1	0.9	1.2	0.0
こまつなと油揚げのみそ汁	39	2.4	2.3	0.9	1.1
シーチキンのおろし和え	51	7.7	1.1	1.0	0.3
根菜のピクルス風	93	1.5	4.1	3.3	0.2
洋なし	41	0.2	0.1	1.4	0.0

昼

●たっぷりの具とサラダでボリューム感をもたせます。焼きビーフンはごま油を使って

主食	焼きビーフン *variation* ごはん(主食)と豚肉のしょうが焼き(主菜)
副菜	アボカドとトマトのサラダ *variation* きゅうりとハムの中華風
飲み物	ウーロン茶

	E (kcal)	P (g)	F (g)	繊維 (g)	食塩 (g)
焼きビーフン	417	15.4	14.9	2.6	0.9
アボカドとトマトのサラダ	106	1.5	9.7	2.2	0.4
ウーロン茶	0	0.0	0.0	0.0	0.0

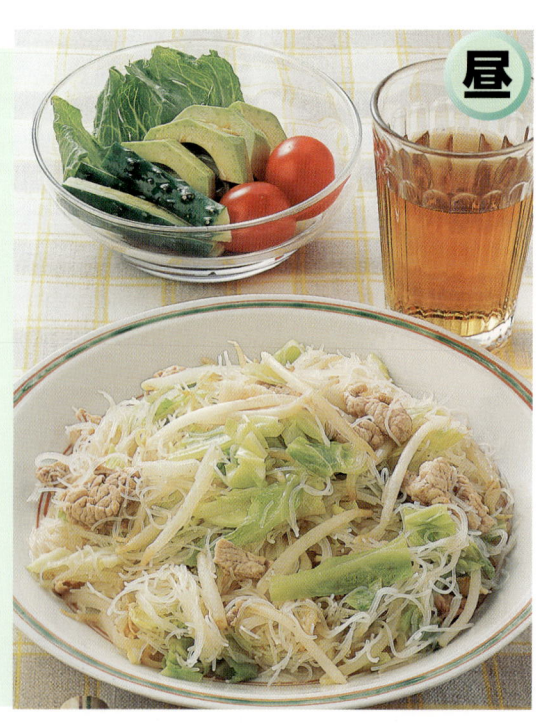

高血圧症

● たっぷりのごまをよくすって風味を出します

主食	ごはん
主菜	まぐろの山かけ *variation* 豆腐とたらのおろし鍋  p.65
副菜	なすのそぼろ炒め *variation* かぼちゃのいとこ煮 p.68
副菜	こまつなのごま煮 *variation* たたきごぼう p.70

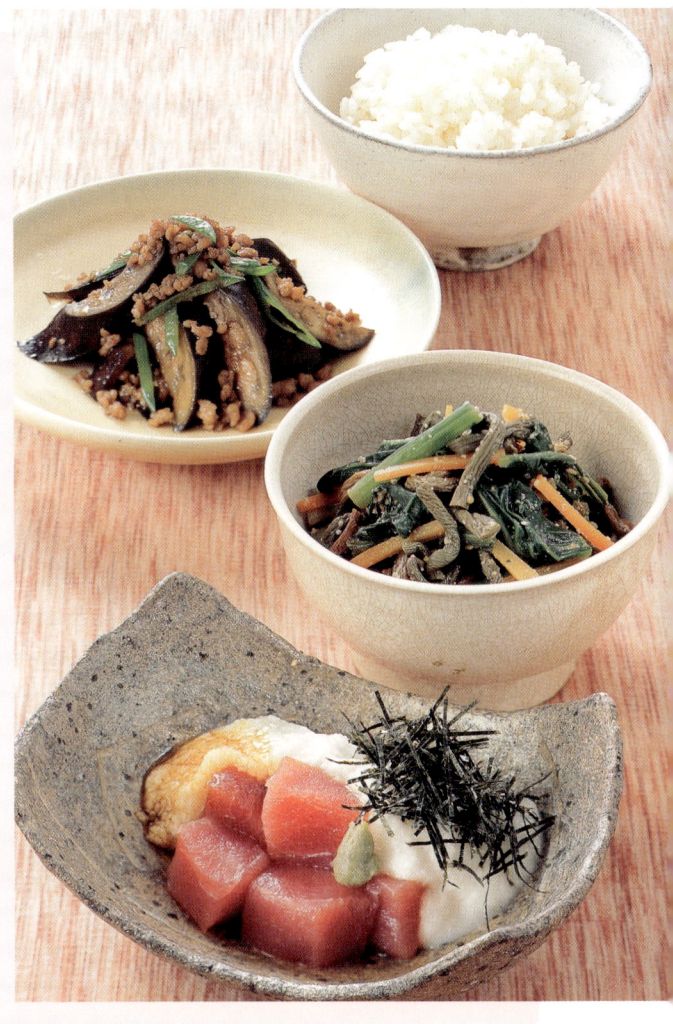

	E (kcal)	P (g)	F (g)	繊維 (g)	食塩 (g)
ごはん	251	4.1	0.9	1.2	0.0
まぐろの山かけ	102	16.4	0.4	0.7	0.9
なすのそぼろ炒め	105	4.5	6.3	1.9	0.8
こまつなのごま煮	97	4.1	5.6	4.6	0.8

間食

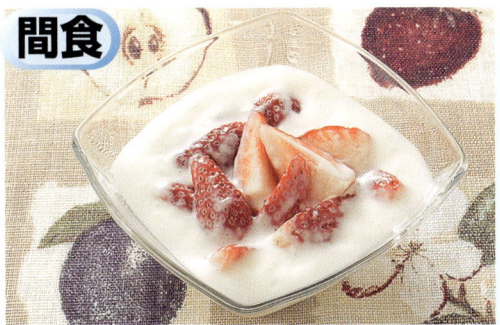

間食　いちごのヨーグルト和え

	E (kcal)	P (g)	F (g)	繊維 (g)	食塩 (g)
いちごのヨーグルト和え	84	4.8	0.3	0.7	0.2

食事計画 | 献立例 4　　1,800 kcal

具材や味付けを工夫して減塩メニュー

朝

献立	1人分材料・分量（目安量）	作り方
ごはん（主食）	ごはん 150 g	
かぼちゃとねぎのみそ汁（汁）	かぼちゃ 40 g 長ねぎ 10 g みそ 8 g だし汁 120 g	① かぼちゃはくし形の皮付きのまま2～3mm厚さに切る。 ② 長ねぎは斜め切りにする。 ③ だし汁で①を軟かく煮，みそを溶き入れ，②を入れ火を止める。
ひじきのカラフル五目煮（主菜）	ひじき 3 g 鶏肉（むね） 25 g 黄ピーマン 10 g 赤ピーマン 10 g えだまめ（冷凍） 10 g 油 2 g しょうゆ 5 g 砂糖 4 g	① ひじきは水で戻し，水分をきる。 ② 熱湯で①のひじきと，鶏肉，黄・赤ピーマン，えだまめをそれぞれゆでて，水気をきる。 ③ フライパンに油を入れ，②を炒め，砂糖，しょうゆを入れて煮る。 ④ 汁気を切ってから，器に盛る。
ほうれんそうのおかか和え（副菜）	ほうれんそう 40 g かつお節 0.3 g しょうゆ 1.5 g	① 熱湯でほうれんそうをゆでて，冷水で水洗いし，水分をきる。 ② 2～3cmの長さに切って，器に盛る。 ③ しょうゆをかけてかつお節を上からかける。

昼

献立	1人分材料・分量（目安量）	作り方
ごはん（主食）	ごはん 150 g	
たいと青じそのカルパッチョ（主菜）	たい（刺し身用） 70 g 　昆布茶 1 g 　オリーブ油 5 g だいこん 20 g きゅうり 10 g 青じそ 1 g ミニトマト 40 g	① たいは皮を引いて薄切りにする。 ② ボウルに①と昆布茶とオリーブ油を入れて混ぜる。 ③ だいこん，青じそ，きゅうりはせん切りにして，冷水にさらす。 ④ あらかじめ冷やした器にたいの薄切りを並べ，その上に③を盛り，半分に切ったミニトマトを彩りよく添える。
豆乳蒸しのあんかけ（主菜）	豆乳 40 g 卵 15 g だし汁 10 g 絹ごし豆腐 20 g だし汁 30 g しょうゆ 4 g みりん 4 g 水溶きくず粉 0.5 g	① ボウルに豆乳，卵，だし汁を入れて混ぜ，こす。 ② ココットの器に2cmのサイコロ切りした豆腐を入れ，①を加え，蒸し器で15分加熱する。 ③ 鍋にだし汁，しょうゆ，みりんを入れて加熱し，水溶きくず粉を加えてとろみを付け，②にかける。
春の根菜炒め（副菜）	たけのこ 30 g にんじん 30 g ごぼう 20 g アスパラガス 30 g 油 2 g しょうゆ 2 g 酢 2 g 砂糖 2 g ごま油 2 g	① たけのこ，にんじん，ごぼう，アスパラガスは2～3mmの斜め薄切りにし，熱湯で2分間ゆで，水気をきる。 ② フライパンに油を熱し，①を炒め，砂糖，しょうゆ，酢を加えて混ぜる。最後にごま油をかけて，器に盛る。

献立		1人分材料・分量（目安量）	作り方
夕	ごはん 主食	ごはん 150 g	
	カレー風味の肉じゃが 主菜	じゃがいも 100 g 牛肉（もも・赤肉）40 g たまねぎ 50 g カレー粉 3 g 砂糖 6 g しょうゆ 5 g 油 3 g	① じゃがいもは皮をむいて，4〜6つ割りにし，面取りをして水にさらす。 ② たまねぎはくし形に切り，牛肉は 3〜4 cm幅に切る。 ③ 厚手の鍋に油を熱し，たまねぎ，じゃがいもを炒める。表面が透き通ってきたら，ひたひたの水を入れ中火にかけ沸騰してきたらやや弱火にし，あくを取りながら 5 分煮る。 ④ ③に砂糖，しょうゆ，カレー粉を加えて，牛肉を散らして入れ，あくを取りながら煮る。
	さやいんげんの練りごま和え 副菜	さやいんげん 30 g にんじん 25 g 練りごま 10 g しょうゆ 1 g	① さやいんげんはすじを取り斜め切り，にんじんは 3 cm長さの細切り，それぞれ熱湯でゆで，水気をきる。 ② ボウルに①を入れ，練りごまとしょうゆを加えて混ぜ，器に盛る。
	こんにゃくのピリ辛煮 副菜	こんにゃく 100 g しょうゆ 6 g 砂糖 4 g ごま油 2 g 赤とうがらし（少々）	① こんにゃくは包丁で鹿の子目を入れ，手でちぎる。 ② 熱湯に①を入れ，ざるに上げて水洗いし，水気をきる。 ③ フライパンにごま油を入れ，②を加えてよく炒め，砂糖，しょうゆをからめ，最後に赤とうがらしを加え，器に盛る。

献立		1人分材料・分量（目安量）	作り方
間食	フルーツ盛り合わせ	いちご 30 g キウイ 50 g オレンジ 50 g ペパーミントの葉（少々）	① いちごは 3 つ割り，キウイは皮をむいて，くし形に切る。オレンジは皮をむき，さらに小袋もむく。 ② 冷した器に①を盛り付け，上にペパーミントの葉を飾る。
	ココア	牛乳 150 g ココア 5 g 砂糖 7 g	

1日の栄養量

	E(kcal)	P(g)	F(g)	食物繊維(g)	食塩(g)
朝	429	14.0	7.1	5.9	2.2
昼	568	26.2	16.7	5.0	1.6
夕	609	18.3	15.7	8.5	1.8
間食	184	6.2	5.8	2.1	0.2
計	1,789	64.6	45.3	21.5	5.7

P:F:C P 14.4 F 22.8 C 62.7 %

食事バランスガイド

主食 1 2 3 4 5 6 7
副菜 1 2 3 4 5 6 9
主菜 1 2 3 4 5
牛乳・乳製品 2 1 1 2 果物

「つ」(SV) とはサービング（食事の提供量の単位）の略

食事計画献立例 4

食事計画 | 献立例 4　　　1,800 kcal

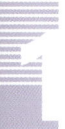
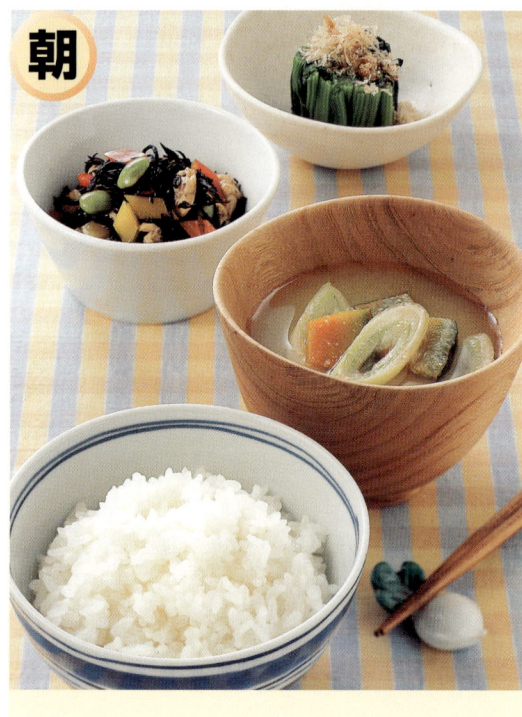

● たっぷりのかぼちゃで減塩みそ汁

主食	ごはん
汁	かぼちゃとねぎのみそ汁 *variation* 牛乳みそ汁　p.60
主菜	ひじきのカラフル五目煮 *variation* ゴーヤチャンプルー　p.66
副菜	ほうれんそうのおかか和え *variation* トマトのサラダ　p.69

	E (kcal)	P (g)	F (g)	繊維 (g)	食塩 (g)
ごはん	252	3.8	0.5	0.5	0.0
かぼちゃとねぎのみそ汁	56	1.9	0.7	2.0	1.1
ひじきのカラフル五目煮	111	7.1	5.7	2.3	0.9
ほうれんそうのおかか和え	10	1.2	0.2	1.1	0.2

● カルパッチョは昆布茶と青じその風味でいただきます

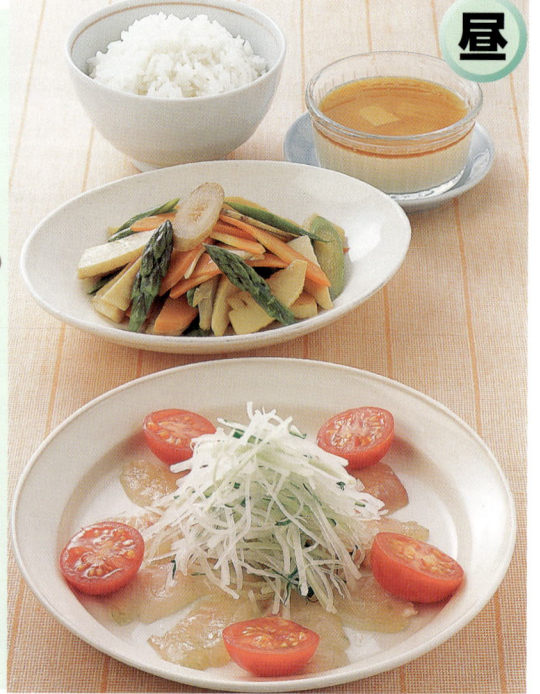

主食	ごはん
主菜	たいと青じそのカルパッチョ *variation* 鶏もも肉のマスタード焼き　p.67
主菜	豆乳蒸しのあんかけ *variation* かぼちゃのいとこ煮　p.68
副菜	春の根菜炒め *variation* ほうれんそうとコーンの炒め物　p.68

	E (kcal)	P (g)	F (g)	繊維 (g)	食塩 (g)
ごはん	252	3.8	0.5	0.5	0.0
たいと青じそのカルパッチョ	163	15.2	9.1	1.1	0.6
豆乳蒸しのあんかけ	67	4.7	2.9	0.1	0.7
春の根菜炒め	85	2.6	4.2	3.3	0.3

| 高血圧症 |

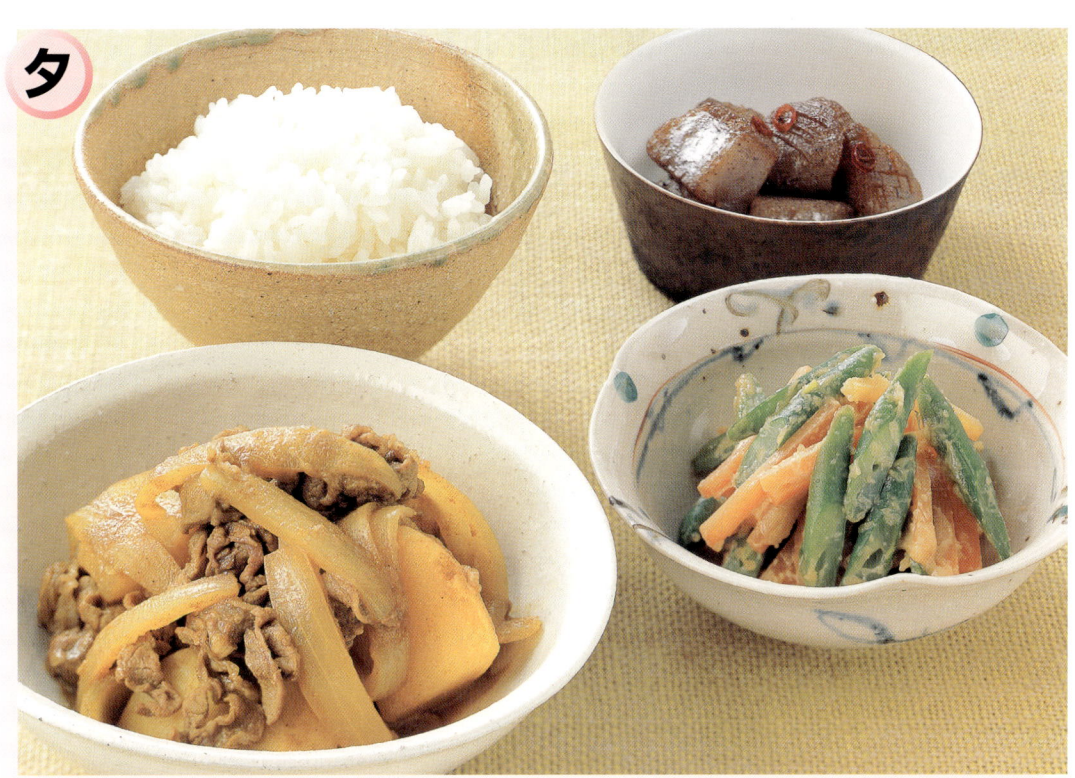

●カレー風味で食塩控えめに

	E (kcal)	P (g)	F (g)	繊維 (g)	食塩 (g)
ごはん	252	3.8	0.5	0.5	0.0
カレー風味の肉じゃが	238	11.2	7.8	3.2	0.8
さやいんげんの練りごま和え	77	2.8	5.5	2.7	0.2
こんにゃくのピリ辛煮	43	0.6	2.0	2.2	0.9

主食 ごはん

主菜 カレー風味の肉じゃが
variation 豚しゃぶと野菜のさんしょう風味 *p.64*

副菜 さやいんげんの練りごま和え
variation 糸こんにゃくのごまじょうゆ和え *p.70*

副菜 こんにゃくのピリ辛煮
variation れんこんのカレー煮 *p.68*

間食

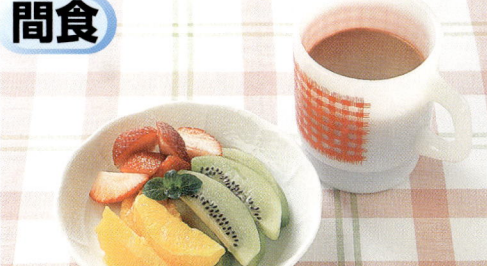

間食 フルーツ盛り合わせ
ココア

	E (kcal)	P (g)	F (g)	繊維 (g)	食塩 (g)
フルーツ盛り合わせ	56	1.3	0.1	2.1	0.0
ココア	127	5.0	5.7	0.0	0.2

食事計画献立例4

食事計画 ｜ 献立例 5　　　1,800 kcal

野菜，きのこ，海藻で栄養バランスよく

朝

献　立	1人分材料・分量（目安量）	作り方
オレンジの フレンチ トースト *主食*	食パン 90 g 牛乳 100 g 卵 20 g オレンジジュース 20 g オレンジリキュール（少々） 砂糖 5 g，無塩バター 2 g，油 1 g ペパーミントの葉（少々） ブルーベリー 15 g，粉糖（少々）	① 食パンは耳を切り落とし，半分に切る。 ② ボウルに牛乳，溶き卵，オレンジジュース，オレンジリキュール，砂糖を混ぜ合わせたものに食パンを浸し，フライパンにバター，油を引き，軽く焦げ目がつく程度に焼く。 ③ 器に盛り付け，ブルーベリーとペパーミントを飾り，粉糖を振る。
レタスと きゅうりの サラダ *副菜*	レタス 20 g，きゅうり 20 g トマト 30 g，クレソン 5 g ドレッシング ｛ しょうゆ 2 g 　　　　　　　だし汁 5 g 　　　　　　　酢 5 g 　　　　　　　ゆず果汁 2 g	① 好みの大きさに切った野菜を，ゆずで少し酸味をきかせたドレッシングで和える。 （レタスは小さめに手でちぎる。 きゅうりは表面にフォークでキズを付けて，輪切り。 トマトは角切り。 クレソンは葉を摘む。）
コーヒー *飲み物*	コーヒー 150 g	

昼

献　立	1人分材料・分量（目安量）	作り方
シーフード ピラフ *主食*	胚芽米ごはん 200 g シーフードミックス（あさり，いか，えび）70 g たまねぎ 20 g ピーマン 20 g にんじん 15 g キャベツ 30 g，オリーブ油 5 g 無塩バター 3 g，塩 0.5 g	① 野菜は角切りにする。 ② フライパンにオリーブ油を入れ，シーフードミックス，たまねぎ，ピーマン，にんじんを炒め，バターと塩で味を調え，ごはんを加え，仕上げにキャベツを加えて炒める。
わかめスープ *汁*	長ねぎ 10 g 大豆もやし 20 g カットわかめ 1 g 洋風だし 100 g こしょう（少々）	① 洋風だしを煮立たせ，斜め切りの長ねぎともやしを加え調味し，ひと煮立ちしたら，戻したわかめを入れ，火を止め，器に注ぎ入れる。
きのこサラダ *副菜*	エリンギ 30 g 生しいたけ 30 g しめじ 40 g たまねぎ 30 g 白ワイン 3 g ドレッシング ｛ オリーブ油 3 g 　　　　　　　酢 3 g 　　　　　　　粒マスタード 1 g 　　　　　　　こしょう（少々） 　　　　　　　きざみパセリ（少々）	① きのこ類は白ワインでワイン蒸しにする。小たまねぎは薄切りにして水にさらす。 ② 器の中央に①を盛り付け，ドレッシングをかける。
プルーン ヨーグルト *デザート*	プルーン（乾）50 g プレーンヨーグルト 90 g	① 器にヨーグルトを入れ，プルーンを盛り付ける。

高血圧症

献　立		1人分材料・分量（目安量）	作り方
夕	ごはん 主食	胚芽米ごはん 150 g	
	のっぺい汁 汁	だいこん 20 g にんじん 10 g ごぼう 15 g さといも 15 g 乾しいたけ 0.3 g 木綿豆腐 40 g だし汁 100 g しょうゆ 3 g	① だいこん，にんじん，ごぼう，戻した乾しいたけはいちょう切りに切る。 ② さといもは輪切りにする。 ③ だし汁を煮立て，野菜を加えしょうゆで調味し，最後に豆腐を加える。
	チキンバーグ の香り焼き 主菜	鶏肉（ひき肉）60 g たまねぎ 30 g　　だし汁 30 g れんこん 30 g　　しょうゆ 3 g 西京みそ 2 g　　みりん 5 g みりん 5 g　　　砂糖 2 g パン粉 5 g　　　くず粉 3 g 卵 10 g　　　　しょうが 3 g アスパラガス 30 g 黄ピーマン 15 g 赤ピーマン 15 g	① 鶏ひき肉，たまねぎ，すりおろしたれんこん，西京みそ，みりん，パン粉，卵をフードプロセッサーにかけ，滑らかなハンバーグ状にする。 ② フライパンに油を入れて熱し，①を入れ，両面に焼き色を付け，ふたをして蒸し焼きにする。 ③ 鍋にだし汁，しょうゆ，みりん，砂糖を入れて加熱し，水溶きくず粉を加えてとろみを付け，しょうが汁を加えてあんをつくる。 ④ 器に②を盛り，その上にゆでたアスパラガス（細めを斜め切り），黄・赤ピーマン（細切り）を飾り，③のソースをかける。
	じゃがいもの 炒め煮 副菜	じゃがいも 70 g しょうが 0.3 g 油 4 g だし汁 40 g 砂糖 3 g しょうゆ 3 g 酒 3 g グリンピース 5 g	① じゃがいもは厚さ5mm程度の輪切りにして，皿に並べ，ラップをし，電子レンジで加熱する。 ② フライパンに油を引き，じゃがいもを炒め，だしと調味料を加え，器に盛り付け，針しょうが，ゆでたグリンピースを飾る。
	こまつなと あさりの からし和え 副菜	こまつな 60 g あさり（缶詰水煮）15 g しょうゆ 2 g からし（練り）（少々）	① こまつなをゆで，あさりと合わせ，調味料で和える。

献　立		1人分材料・分量（目安量）	作り方
間食	みかん デザート	みかん 50 g	

1日の栄養量

	E(kcal)	P(g)	F(g)	食物繊維(g)	食塩(g)
朝	415	15.7	12.6	3.6	1.7
昼	730	27.2	15.9	12.3	2.0
夕	679	30.9	13.8	8.1	2.3
間食	23	0.4	0.1	0.2	0.0
計	1,846	74.1	42.4	24.2	5.9

P：F：C　P 16.1　F 20.6　C 63.3　%

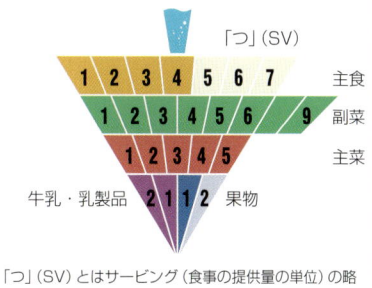

食事バランスガイド

「つ」(SV)とはサービング（食事の提供量の単位）の略

食事計画献立例5

食事計画 献立例 5　　1,800 kcal

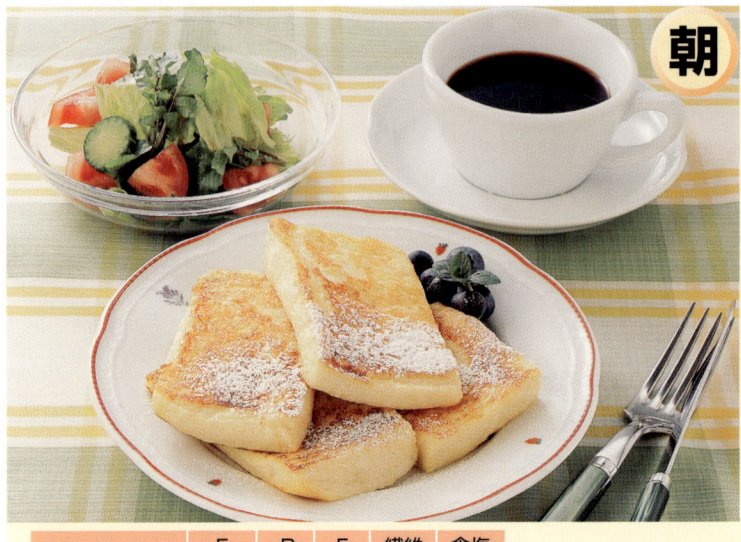

朝

●いつものトーストをオレンジ風味をいかして

- 主食　オレンジのフレンチトースト
- 副菜　レタスときゅうりのサラダ
  variation ブロッコリーとにんじんのサラダ
- 飲み物　コーヒー

	E (kcal)	P (g)	F (g)	繊維 (g)	食塩 (g)
オレンジのフレンチトースト	394	14.4	12.5	2.6	1.4
レタスときゅうりのサラダ	15	1.0	0.1	1.0	0.3
コーヒー	6	0.3	0.0	0.0	0.0

昼

●プルーンを使ったデザートで食物繊維たっぷりに

- 主食　シーフードピラフ
  variation 野菜たっぷりドライカレー　p.58
- 汁　わかめスープ
  variation きのこスープ　p.61
- 副菜　きのこサラダ
  variation 糸寒天のサラダ　p.70
- デザート　プルーンヨーグルト
  variation ヨーグルトサラダ　p.72

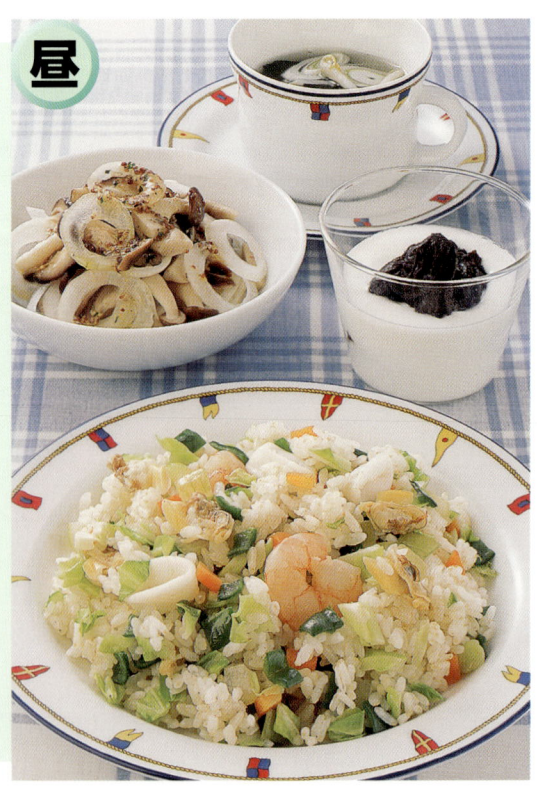

	E (kcal)	P (g)	F (g)	繊維 (g)	食塩 (g)
シーフードピラフ	475	17.0	9.1	3.3	1.1
わかめスープ	18	2.3	0.4	1.0	0.7
きのこサラダ	64	3.4	3.7	4.3	0.0
プルーンヨーグルト	173	4.5	2.8	3.6	0.1

高血圧症

| 高血圧症 |

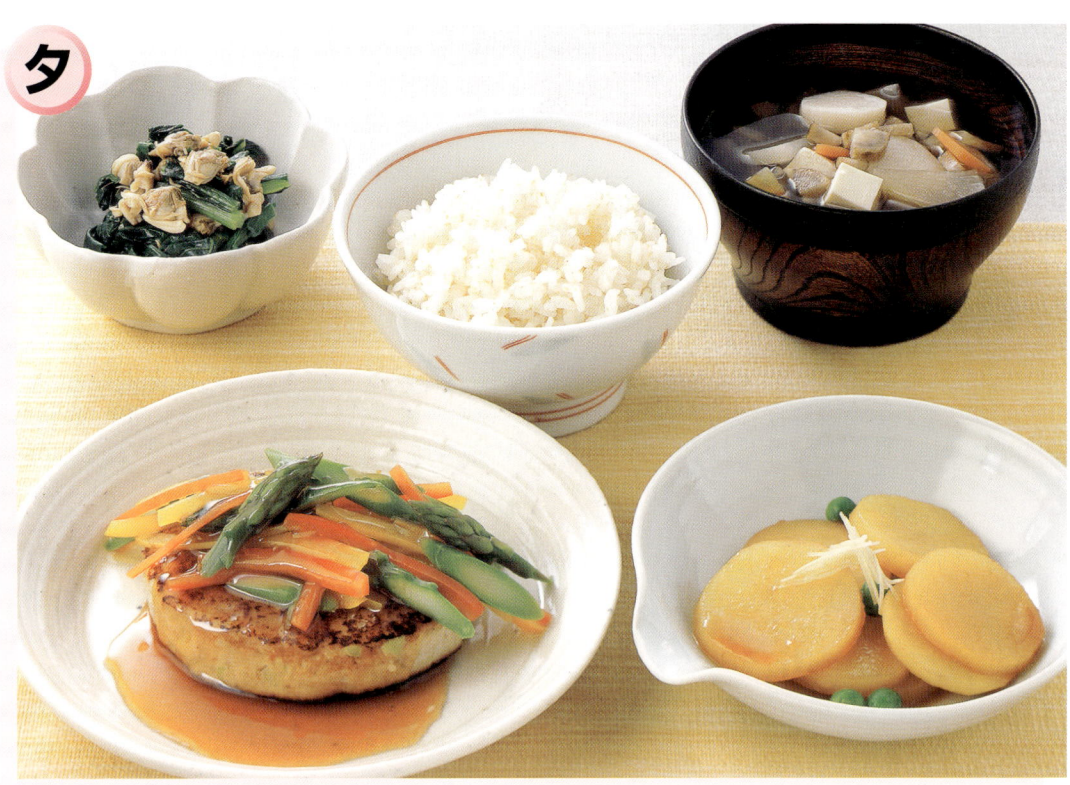

●あっさりチキンバーグを野菜あんでボリュームアップ

	E(kcal)	P(g)	F(g)	繊維(g)	食塩(g)
ごはん	251	4.1	0.9	1.2	0.0
のっぺい汁	59	3.9	1.8	2.0	0.5
チキンバーグの香り焼き	230	17.0	6.6	2.4	0.8
じゃがいもの炒め煮	113	1.8	4.1	1.3	0.5
こまつなとあさりのからし和え	27	4.1	0.5	1.1	0.4

主食　ごはん

汁　のっぺい汁
　　variation　かぼちゃとん汁　p.62

主菜　チキンバーグの香り焼き
　　variation　豆腐ステーキきのこソース　p.66

副菜　じゃがいもの炒め煮
　　variation　れんこんのカレー煮　p.68

副菜　こまつなとあさりのからし和え
　　variation　チンゲンサイのわさび和え

間食　みかん

	E(kcal)	P(g)	F(g)	繊維(g)	食塩(g)
みかん	23	0.4	0.1	0.2	0.0

食事計画献立例5

食事計画 ｜ 献立例 6　　1,800 kcal

緑の野菜は不足がちな栄養素の宝庫です

朝

献立	1人分材料・分量（目安量）	作り方
トースト（主食）	食パン 90 g いちごジャム（低糖度）10 g	
野菜のチャウダー（汁）	キャベツ 30 g にんじん 15 g たまねぎ 15 g セロリー 15 g ボンレスハム 10 g 洋風だし 40 g 水 40 g 牛乳 80 g 油 2 g 小麦粉 2 g	① 野菜は色紙切り，ハムはくし形切りにする。 ② 鍋に油を入れ野菜を炒め，小麦粉を加える。 ③ 洋風だしと水を入れて10分程煮る。 ④ 最後に牛乳とハムを加えて温める。
目玉焼き（主菜）	卵 50 g 油 2 g きゅうり 40 g ノンオイルドレッシング 5 g	① 好みの焼き加減で目玉焼きをつくる。 ② きゅうりは斜め薄切りにし，ドレッシングで和える。 　（減塩のため塩は振りません）
バナナヨーグルト（デザート）	プレーンヨーグルト 120 g バナナ 50 g	

昼

献立	1人分材料・分量（目安量）	作り方
おにぎり（主食）	胚芽米ごはん 200 g かつお節 1 g しょうゆ 0.5 g つくだ煮昆布 5 g	① ごはんを2つに分け，一方はかつお節をしょうゆでまぶしたもの，もう一方は昆布のつくだ煮でおにぎりをつくる。
ごぼうとこんにゃくのきんぴら風（主菜）	ごぼう 40 g 糸こんにゃく 30 g 豚肉（もも）30 g 油 3 g 砂糖 2 g しょうゆ 5 g 赤とうがらし（適宜） だし汁 20 g 白ごま 4 g	① ごぼう，豚肉はせん切りにして糸こんにゃくとともに炒め，だし汁と砂糖，しょうゆ，輪切りにしたとうがらしを加える。 ② 仕上げに白ごまを振って混ぜる。
みずなのお浸し（副菜）	みずな 50 g 生しいたけ 10 g しょうゆ 2 g だし汁 5 g	① みずなは3cm長さに，しいたけはゆでて薄切りにする。だし汁としょうゆで和える。
さつまいものミルク煮（副菜）	さつまいも 75 g 砂糖 5 g 牛乳 50 g 干しぶどう 5 g	① さつまいもにひたひたの水（分量外）と砂糖を加え，軟らかくなるまで煮る。 ② 牛乳，干しぶどうを加えて仕上げる。

高血圧症

献立		1人分材料・分量（目安量）	作り方
夕 ごはん	主食	胚芽米ごはん 150 g	
たらのソテー 山菜あんかけ	主菜	たら 60 g　　酒 2 g 　塩 0.3 g　　しょうゆ 4 g 　こしょう（少々）　だし汁 50 g 油 4 g　　砂糖 2 g なめこ 10 g　　かたくり粉 1 g 赤ピーマン 5 g 黄ピーマン 5 g カリフラワー 20 g わらび（ゆで）10 g ぜんまい（ゆで）10 g	① たらは塩・こしょうをしてソテーする。 ② 野菜はそれぞれ適当な大きさに切り，だし汁で煮て，調味したものに水溶きかたくり粉でとろみを付け，たらにかける。
いり豆腐	主菜	木綿豆腐 60 g にんじん 10 g たけのこ 20 g 長ねぎ 15 g きくらげ 0.3 g しょうゆ 3 g スキムミルク 3 g 砂糖 1 g 油 3 g	① 豆腐は水気をきっておく。 ② にんじん，たけのこは短冊切り，ねぎは小口切り，きくらげは水で戻し食べやすい大きさに切る。 ③ 野菜ときくらげを炒め，豆腐をくずしながら加える。豆腐と野菜がなじんだらスキムミルクを加えて，しょうゆと砂糖で調味する。
だいこんの 即席漬	副菜	だいこん 40 g だいこんの葉 10 g 塩 0.2 g	① だいこんは短冊に切る。だいこんの葉は 5 mm に切る。塩をまぶし，しんなりさせる。

献立		1人分材料・分量（目安量）	作り方
間食 グリル アップル	デザート	りんご 80 g 砂糖 5 g	① りんごは皮をむいて薄くスライスする。 ② ①を並べて砂糖を振って，オーブントースターで 7～8 分焼く。

1日の栄養量

	E(kcal)	P(g)	F(g)	食物繊維(g)	食塩(g)
朝	592	26.0	20.4	4.6	2.5
昼	684	18.4	13.5	9.1	1.6
夕	478	23.3	10.8	6.4	1.8
間食	62	0.2	0.1	1.2	0.0
計	1,816	67.9	44.9	21.4	5.9

P：F：C　P 14.9　F 22.2　C 62.8　%

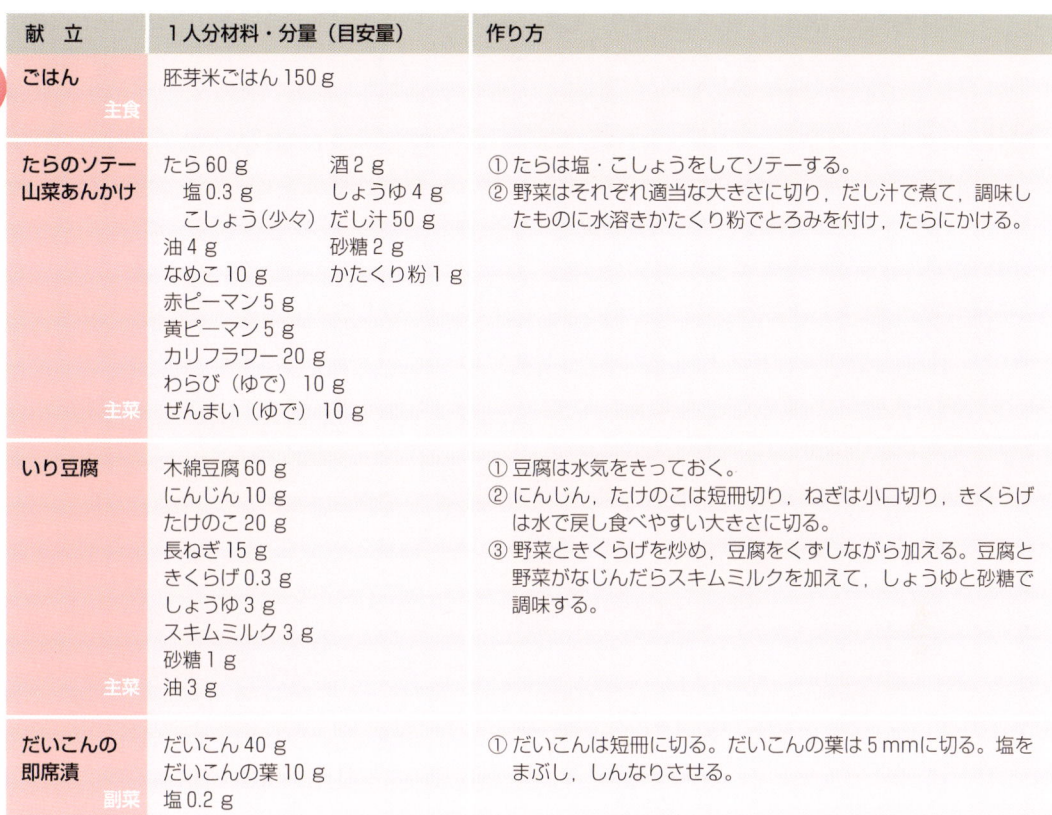

食事バランスガイド

「つ」(SV)とはサービング（食事の提供量の単位）の略

食事計画 │ 献立例 6   1,800 kcal

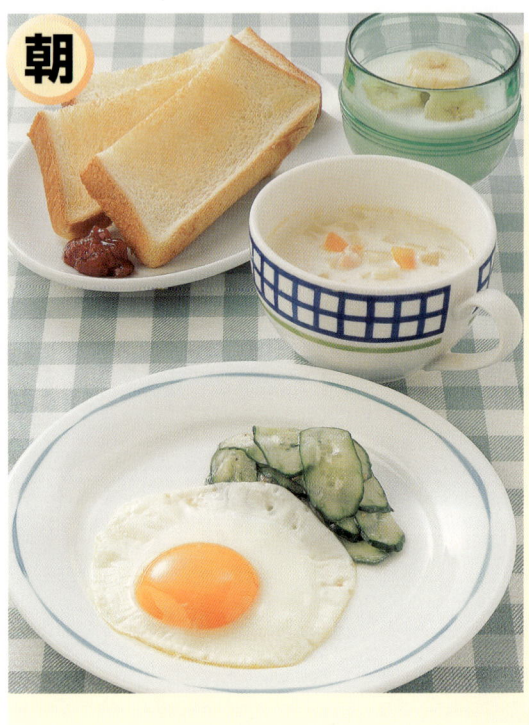

● チャウダーはコンソメの塩味で。野菜もたっぷりです

主食	トースト
汁	野菜のチャウダー *variation* クラムチャウダー *p.63*
主菜	目玉焼き *variation* スクランブルエッグ
デザート	バナナヨーグルト *variation* ヨーグルトのママレードかけ *p.72*

	E (kcal)	P (g)	F (g)	繊維 (g)	食塩 (g)
トースト	257	8.4	4.0	2.2	1.2
野菜のチャウダー	114	6.0	5.6	1.5	0.6
目玉焼き	104	6.7	7.2	0.5	0.6
バナナヨーグルト	117	4.9	3.7	0.6	0.1

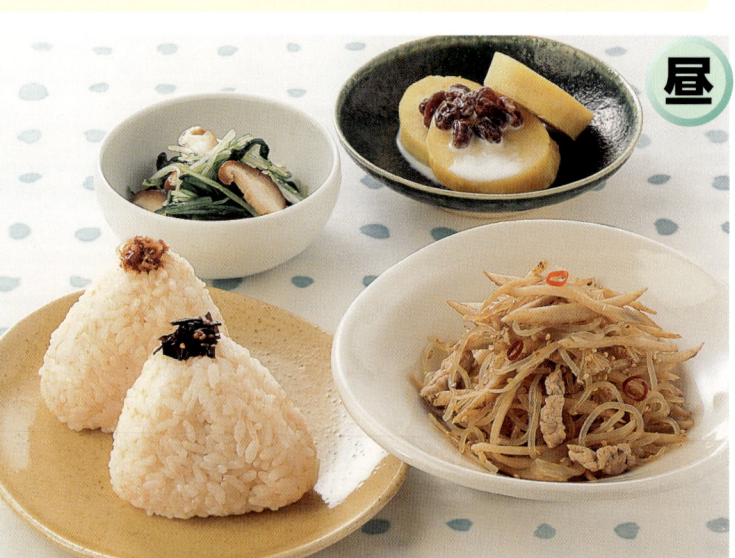

● 緑野菜でカルシウム・鉄を,さつまいもでカリウムを補います

主食	おにぎり
主菜	ごぼうとこんにゃくのきんぴら風 *variation* 鶏もも肉のマスタード焼き *p.67*
副菜	みずなのお浸し *variation* こまつなの二杯酢和え
副菜	さつまいものミルク煮 *variation* かぼちゃのいとこ煮 *p.68*

	E (kcal)	P (g)	F (g)	繊維 (g)	食塩 (g)
おにぎり	342	6.5	1.3	1.9	0.5
ごぼうとこんにゃくのきんぴら風	161	7.7	10.1	3.4	0.8
みずなのお浸し	15	1.6	0.1	1.9	0.3
さつまいものミルク煮	167	2.7	2.1	1.9	0.1

高血圧症

● たらはうす味で。山菜あんにしょうゆをきかせます

主食	ごはん
	variation さつまいもごはん *p.58*

主菜	たらのソテー山菜あんかけ
	variation さばのおろし煮 *p.67*

主菜	いり豆腐
	variation カレーおから *p.69*

副菜	だいこんの即席漬
	variation 糸こんにゃくのごまじょうゆ和え *p.70*

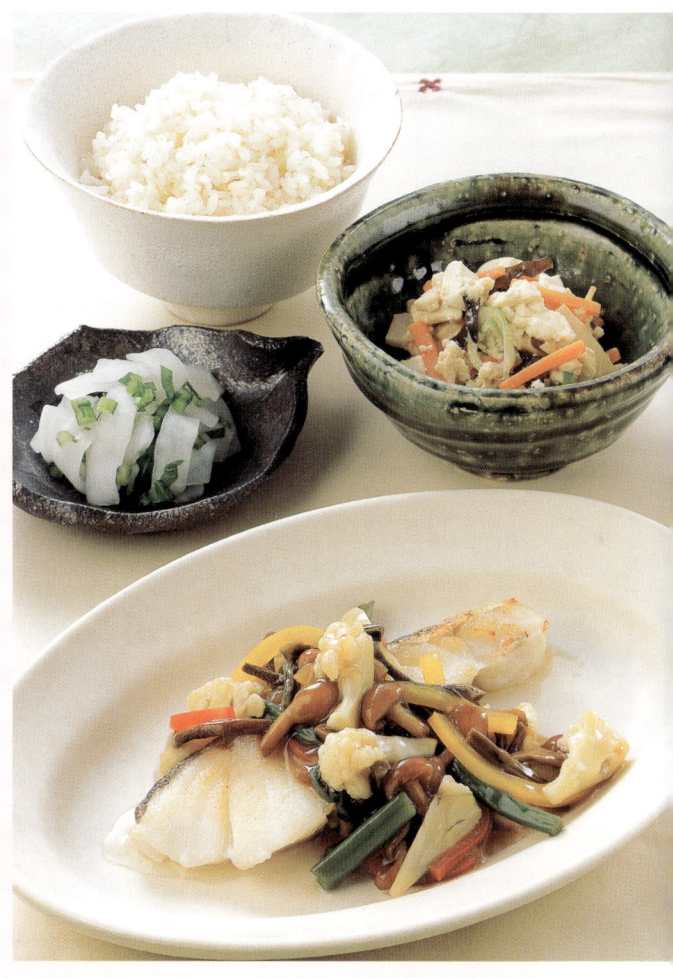

	E (kcal)	P (g)	F (g)	繊維 (g)	食塩 (g)
ごはん	251	4.1	0.9	1.2	0.0
たらのソテー山菜あんかけ	113	12.1	4.2	1.7	1.1
いり豆腐	102	6.1	5.6	1.7	0.5
だいこんの即席漬	12	1.1	0.1	1.9	0.2

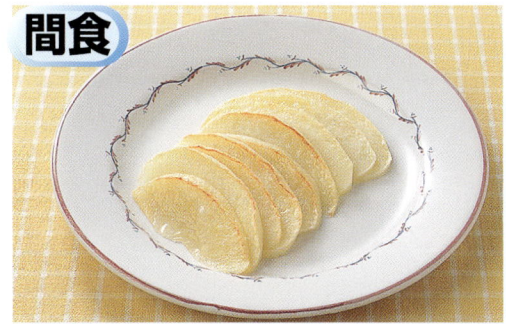

間食 グリルアップル

	E (kcal)	P (g)	F (g)	繊維 (g)	食塩 (g)
グリルアップル	62	0.2	0.1	1.2	0.0

食事計画献立例6

食事計画 | 献立例 7　　1,600 kcal

野菜をたっぷり使った料理は低カロリーでボリュームがでます

朝

献立	1人分材料・分量（目安量）	作り方
ごはん（主食）	胚芽米ごはん 150 g	
たまねぎとわかめのみそ汁（汁）	たまねぎ 30 g カットわかめ 1 g みそ 8 g だし汁 120 g	① だし汁を煮立て，薄切りにしたたまねぎ，わかめを入れ，みそを加える。
納豆（主菜）	納豆 30 g 長ねぎ 3 g しょうゆ 2 g 練りからし（少々）	
キャベツのカレーマヨネーズ和え（副菜）	キャベツ 70 g マヨネーズ 10 g A ｛砂糖 2 g 　　カレー粉 0.3 g 　　酢 2 g	① キャベツは適当な大きさに切り，さっとゆでる。 ② Aの調味料をよく混ぜ合わせる。 ③ キャベツと②を和える。

昼

献立	1人分材料・分量（目安量）	作り方
ぶどうパン（主食）	ぶどうパン 60 g	
プレーンオムレツほうれんそうソテー添え（主菜）	卵 75 g 　こしょう（少々） ほうれんそう 40 g 塩 0.3 g こしょう（少々） 油 5 g	① 溶き卵をこしょうで調味する。 ② 卵を半熟状に焼き，形を整えて皿に盛る。 ③ ほうれんそうはさっとゆでて水気をきり，油で炒め，塩，こしょうで味を付け，添える。
トマトとじゃがいもの重ね煮（副菜）	トマト 40 g じゃがいも 80 g たまねぎ 30 g 無塩バター 5 g 洋風だし 50 g パセリ（少々）	① トマトは皮と種を除いて薄切り，じゃがいもは半月切り，たまねぎは薄切りにする。 ② 鍋にバターをぬり，トマト，じゃがいも，たまねぎを半分ずつ順に重ね，スープを加え軟らかく煮る。 ③ 器に盛りパセリを散らす。
牛乳（飲み物）	牛乳 150 g	

高血圧症

高血圧症

献立	1人分材料・分量（目安量）	作り方
夕 ごはん（主食）	胚芽米ごはん 150g	
牛肉のたたき網焼き・おろしポン酢かけ（主菜）	牛肉（もも）60g こしょう（少々） なす 20g スナップえんどう 20g トマト 20g だいこん 50g ぽん酢｛レモン汁 10g／しょうゆ 5g／だし汁 5g／酢 3g｝ サニーレタス 10g	① 牛肉はこしょうをして網でさっと焼く。 ② なすは電子レンジを使って加熱する。 ③ スナップえんどうはゆでる。 ④ トマトはくし形に切る。 ⑤ 器にサニーレタスを敷き、肉、野菜を盛り合わせ、おろしだいこんとポン酢しょうゆで食べる。
根菜とさつま揚げの煮物（副菜）	かぶ 60g れんこん 20g にんじん 20g さつま揚げ 30g しょうゆ 3g みりん 2g だし汁 40g	① 野菜、さつま揚げをそれぞれ食べやすい大きさに切り、だし汁、調味料で煮る。
もやしとにらのナムル（副菜）	大豆もやし 60g にら 20g 長ねぎ 4g にんにく 0.3g ごま 1.5g しょうゆ 2g ごま油 1g	① もやし、にらをゆでて長ねぎのみじん切り、調味料で和える。

献立	1人分材料・分量（目安量）	作り方
間食 オレンジ（デザート）	オレンジ 100g ペパーミント（少々）	① オレンジは皮をむき、袋から取り出し、一口大に切る。 ② 皿に盛り、ペパーミントを飾る。

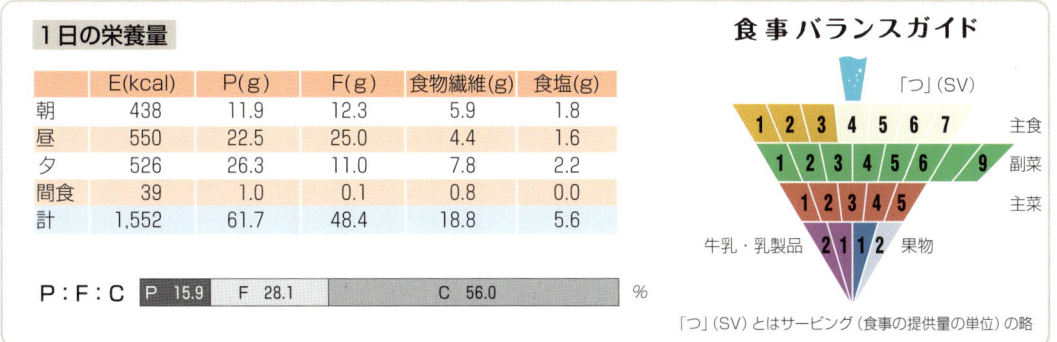

1日の栄養量

	E(kcal)	P(g)	F(g)	食物繊維(g)	食塩(g)
朝	438	11.9	12.3	5.9	1.8
昼	550	22.5	25.0	4.4	1.6
夕	526	26.3	11.0	7.8	2.2
間食	39	1.0	0.1	0.8	0.0
計	1,552	61.7	48.4	18.8	5.6

P：F：C　P 15.9　F 28.1　C 56.0　％

食事バランスガイド

「つ」(SV)
主食 1 2 3 4 5 6 7
副菜 1 2 3 4 5 6 9
主菜 1 2 3 4 5
牛乳・乳製品 2 1　1 2 果物

「つ」(SV)とはサービング（食事の提供量の単位）の略

食事計画献立例 7

食事計画｜献立例 7　　　1,800 kcal

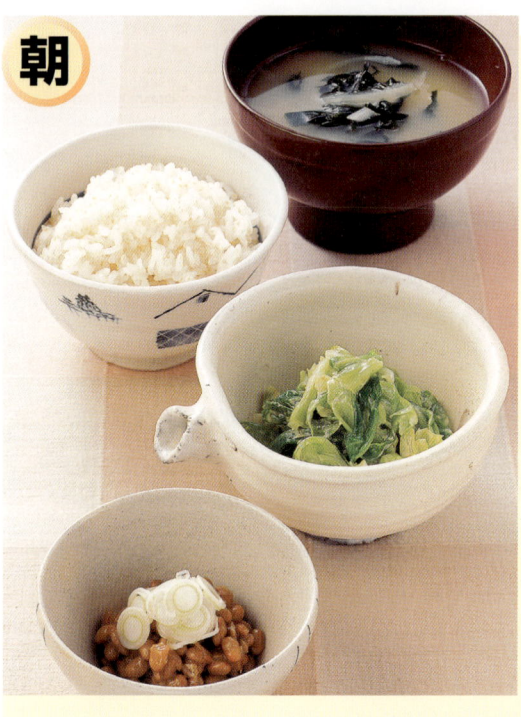

朝

●朝食はすぐできるメニューで

- **主食**　ごはん
- **汁**　たまねぎとわかめのみそ汁
  - *variation* 牛乳みそ汁　p.60
- **主菜**　納豆
  - *variation* ゴーヤチャンプルー　p.66
- **副菜**　キャベツのカレーマヨネーズ和え
  - *variation* ほうれんそうとコーンの炒め物　p.68

	E (kcal)	P (g)	F (g)	繊維 (g)	食塩 (g)
ごはん	251	4.1	0.9	1.2	0.0
たまねぎとわかめのみそ汁	29	1.6	0.7	1.2	1.4
納豆	62	5.1	3.0	2.1	0.3
キャベツのカレーマヨネーズ和え	96	1.1	7.7	1.4	0.2

昼

●重ね煮はあざやかな彩りで食欲アップ

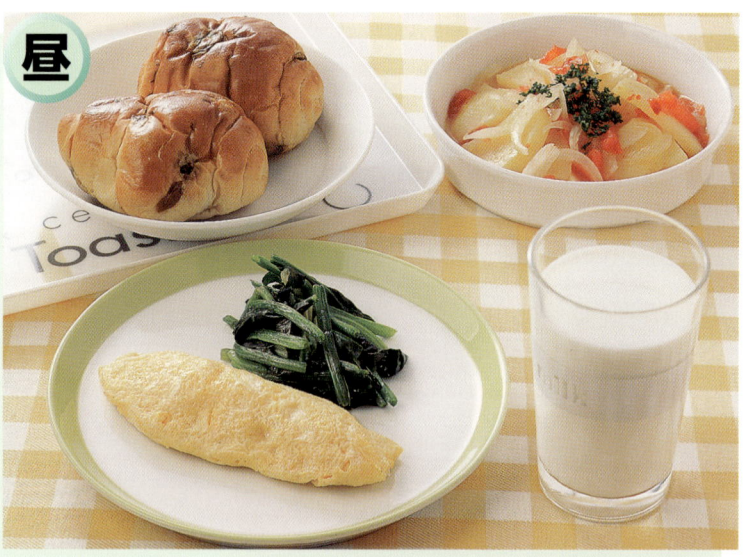

- **主食**　ぶどうパン
- **主菜**　プレーンオムレツほうれんそうソテー添え
  - *variation* チーズ入りスクランブルエッグ
- **副菜**　トマトとじゃがいもの重ね煮
  - *variation* じゃがいものバター焼き　p.71
- **飲み物**　牛乳

	E (kcal)	P (g)	F (g)	繊維 (g)	食塩 (g)
ぶどうパン	161	4.9	2.1	1.3	0.6
プレーンオムレツ	167	10.1	12.9	1.1	0.6
トマトとじゃがいもの重ね煮	121	2.5	4.3	1.9	0.3
牛乳	101	5.0	5.7	0.0	0.2

| | 高血圧症 |

● 野菜たっぷりでボリューム感を味わう。たれにはレモンの酸味をきかせて

 ごはん

 牛肉のたたき網焼き・おろしポン酢かけ
variation 鶏もも肉のマスタード焼き  *p.67*

 根菜とさつま揚げの煮物
variation だいずとひじきの煮物 *p.71*

 もやしとにらのナムル
variation ながいもときゅうりのごま酢和え *p.69*

	E (kcal)	P (g)	F (g)	繊維 (g)	食塩 (g)
ごはん	251	4.1	0.9	1.2	0.0
牛肉のたたき網焼き・おろしポン酢かけ	146	14.1	6.1	2.5	0.8
根菜とさつま揚げの煮物	82	5.1	1.3	1.8	1.1
もやしとにらのナムル	47	3.0	2.7	2.2	0.3

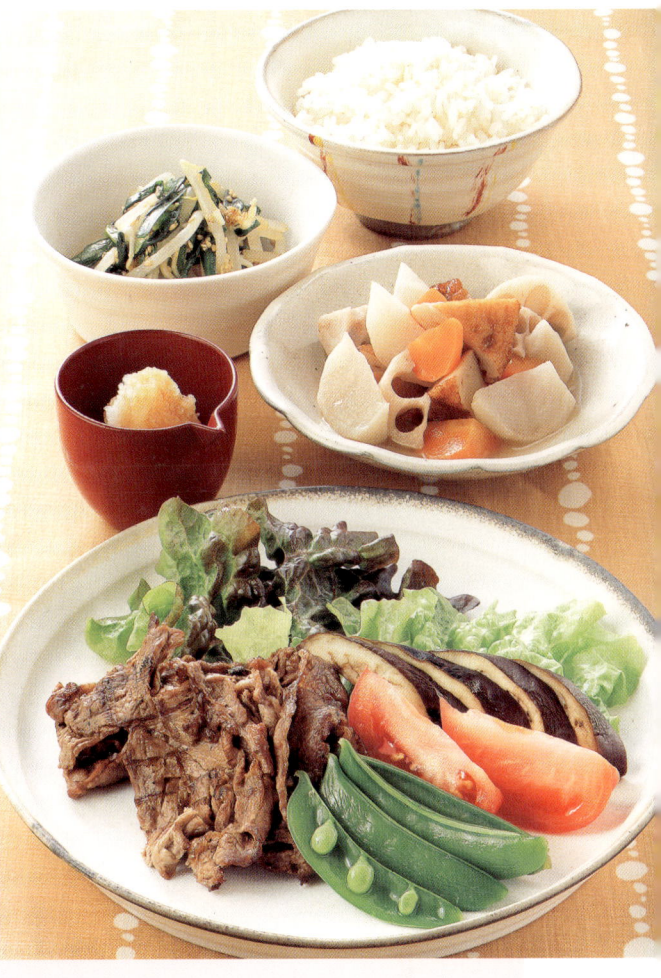

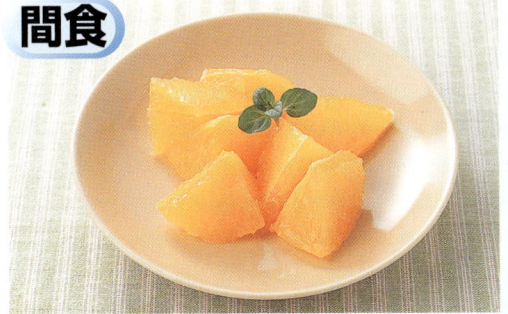

 オレンジ

	E (kcal)	P (g)	F (g)	繊維 (g)	食塩 (g)
オレンジ	39	1.0	0.1	0.8	0.0

食事計画献立例7

組合せ料理例

主食

野菜たっぷりドライカレー

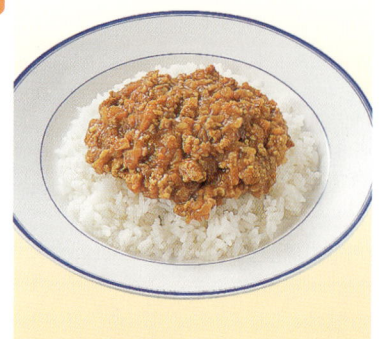

材料・分量（目安量）

ごはん	150 g	B { カレー粉	5 g
豚肉（ひき肉）	60 g	小麦粉	2 g
A { にんじん	25 g	トマトジュース（無塩）	80 g
たまねぎ	50 g	鳥がらだしの素 1 g，水 100 g	
にんにく	5 g	C { しょうゆ	1 g
しょうが	5 g	塩	0.3 g
油	7 g	ウスターソース	1 g

作り方
① Aの野菜はみじん切りにし，にんにく，しょうがはすりおろす。
② 鍋に油を熱して①を入れ，弱めの火でたまねぎがしんなりするまで炒め，豚ひき肉を加えてポロポロになるまで炒め，Bを振り入れてさっと炒める。
③ トマトジュースと鳥がらだしの素，水100gを加え，底をこそげて全体によく混ぜ，煮立ったら弱火にして15分煮，Cを加えて調味する。
④ ごはんにかける。

● スープがないだけ粉も油も食塩も少なめにできます。

E(kcal)	P(g)	F(g)	食物繊維(g)	食塩(g)
531	17.4	17.4	4.8	1.5

カレーチャーハン

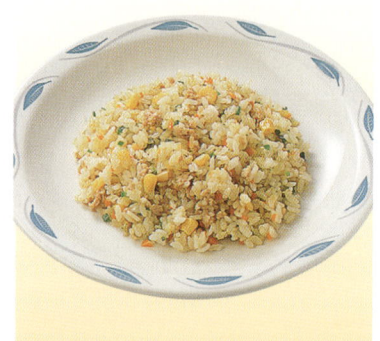

材料・分量（目安量）

胚芽米ごはん	150 g	ピーマン	10 g
鶏肉（ひき肉）	20 g	油	8 g
ホールコーン（缶詰）	10 g	塩	0.8 g
にんじん	10 g	こしょう	(少々)
たまねぎ	30 g	カレー粉	1 g

作り方
① にんじん，たまねぎ，ピーマンはみじん切りにする。
② 油で鶏ひき肉，野菜を炒め，塩・こしょう・カレー粉で調味し，ごはんを炒め合わせ，コーンを入れる。

● カレーの風味をきかせてうす味でも食べやすく仕上がります。

E(kcal)	P(g)	F(g)	食物繊維(g)	食塩(g)
387	9.0	10.8	2.9	0.9

さつまいもごはん

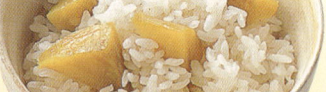

材料・分量（目安量）

胚芽米	80 g
水	120 g
さつまいも	40 g

作り方
① さつまいもは厚めに皮をむいて一口大に切り，水にさらしてあくを抜く。
② 米は洗米後30分以上分量の水に浸し，さつまいもを合わせて炊き上げる。

● さつまいもの甘味だけで炊き上げます。食塩はゼロです。

E(kcal)	P(g)	F(g)	食物繊維(g)	食塩(g)
336	5.7	1.7	2.0	0.0

高血圧症

ミルクピラフ

材料・分量（目安量）

胚芽米	80 g	牛乳	50 g
ベーコン	17 g	水	50 g
しめじ	20 g	ホールコーン（缶詰）	10 g
たまねぎ	30 g	固形コンソメ	1 g
バター	8 g	こしょう（少々），パセリ（少々）	

作り方
① ベーコンは1cm幅に切る。しめじは小房に分ける。たまねぎは粗みじん切りにする。
② フライパンにバターを熱し，①を入れて炒める。
③ 米はといでざるに上げておく。②に米を加え，米が透き通るまで炒める。
④ 炊飯器に③と水，牛乳，コーン，こしょう，コンソメを加え，炊く。
⑤ 炊き上がったら器に盛り，みじん切りしたパセリを散らす。

●牛乳でまろやかに。カルシウムもとれます。

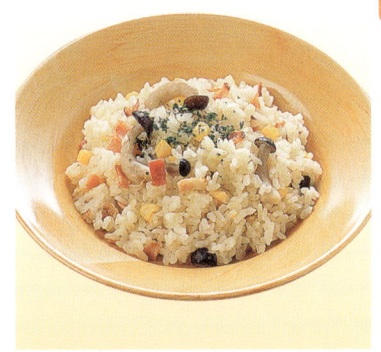

E(kcal)	P(g)	F(g)	食物繊維(g)	食塩(g)
470	10.2	16.9	2.6	1.0

野菜たっぷり焼きうどん

材料・分量（目安量）

うどん（ゆで）	200 g	豚肉（ロース）	30 g
キャベツ	30 g	油	8 g
にんじん	10 g	みりん	3 g
大豆もやし	20 g	ウスターソース	10 g
長ねぎ	20 g	塩	0.3 g
生しいたけ	10 g	こしょう（少々），かつお節の粉（少々）	

作り方
① キャベツは大きめの色紙切りにする。
② にんじんは細切り，しいたけはせん切り，長ねぎは斜め切り，肉は一口大に切る。もやしは長さを半分に切る。
③ フライパンに油を熱し，野菜を炒め，塩，こしょうをして，肉を入れる。
④ ゆでうどんを入れ，みりんを振り入れ，ウスターソースで味を調える。
⑤ 上からかつお節の粉をかける。

●汁うどんの半分の食塩で，おいしく食べられます。

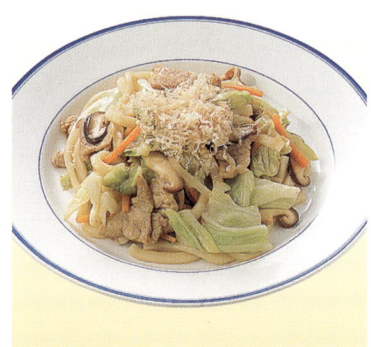

E(kcal)	P(g)	F(g)	食物繊維(g)	食塩(g)
407	12.7	15.0	3.7	1.8

三色丼

材料・分量（目安量）

胚芽米ごはん	165 g		卵	30 g		ほうれんそう	30 g
A { 鶏肉（ひき肉）	30 g	B {	砂糖	2 g	C {	無塩バター	1.5 g
砂糖	3 g		みりん	2 g		塩	0.2 g
みりん	5 g					こしょう（少々）	
しょうゆ	4 g						

作り方
① 鍋にAを入れ，箸4〜5本でよく混ぜて火にかけ，混ぜながら汁気がなくなるまで煮る。
② 鍋にBを入れ，よく混ぜる。箸4〜5本で混ぜながら半熟程度で火を止め，混ぜる。
③ C：ほうれんそうはゆでて水に取り，しぼって，1cmの長さに切る。鍋にバターを溶かし，ほうれんそうを炒めて塩，こしょうをする。
④ 丼にごはんを盛り，①鶏そぼろ，②たまごそぼろ，③ほうれんそうを盛る。

●素材の味，彩り，食感を楽しんで。

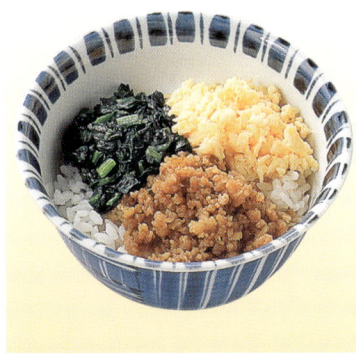

E(kcal)	P(g)	F(g)	食物繊維(g)	食塩(g)
427	15.4	7.9	2.2	1.0

組合せ料理例

汁

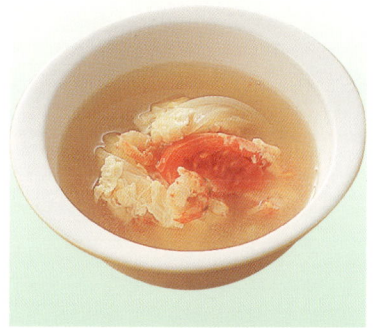

E(kcal)	P(g)	F(g)	食物繊維(g)	食塩(g)
97	5.9	5.7	0.9	0.6

干しえびとトマトのスープ

材料・分量（目安量）

卵	25 g	塩	0.3 g
干しえび	3 g	酒	3 g
トマト	50 g	ごま油	1 g
たまねぎ	25 g		
ごま油	2 g		
中華だし	100 g		
干しえびの戻し汁	20 g		

作り方
① 干しえびは戻しておく。トマト，たまねぎはくし形切りにする。
② 鍋にごま油を熱し，たまねぎを炒め，中華だしを加え，干しえびを戻し汁ごと加え，15分煮る。
③ トマトを加えて，ひと煮立ちしたら，溶き卵を加えて，塩，酒，ごま油1gで調味する。

●干しえびのうま味とトマトの酸味で深みのある味わいにして，食塩をコントロール。

牛乳みそ汁

材料・分量（目安量）

かぶ	50 g	だし汁	80 g
キャベツ	20 g	みそ	5 g
にんじん	15 g	牛乳	70 g
しめじ	20 g		

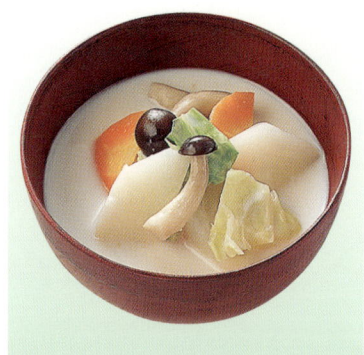

E(kcal)	P(g)	F(g)	食物繊維(g)	食塩(g)
82	4.4	3.2	2.5	0.8

作り方
① かぶは縦にくし形切り，キャベツはざく切りに，にんじんは薄い半月切りにする。しめじは小房に分ける。
② だし汁でかぶとにんじんを軟らかく煮，キャベツとしめじを加える。
③ 煮立ったらみそを溶き，牛乳を加えて煮立つ直前に火を止める。

●ミルク味にしてうす味を楽しみましょう。

だいこんとにらのたまごスープ

材料・分量（目安量）

だいこん	100 g	A	塩	0.3 g	B	かたくり粉	1.5 g
にら	20 g		しょうゆ	1 g		水	5 g
鳥がらだし	120 g		こしょう	(少々)		卵	30 g
酒	5 g					ごま油	1 g

作り方
① だいこんは2～3mmに細く切り，にらは4cm長さに切る。
② 鍋に鳥がらだしと，だいこんを入れて，酒を加えてふたをして3～5分煮る。
③ Aで調味してBを流し入れて，にらを散らす。溶き卵を入れてひと煮立ちさせ，ごま油を落とす。

E(kcal)	P(g)	F(g)	食物繊維(g)	食塩(g)
96	5.9	4.5	1.9	0.7

●とろみがけはうす味の引き立て役です。

きのこスープ

材料・分量（目安量）

乾しいたけ2g（戻し汁30g）		しょうが	2g
えのきたけ	15g	鳥がらだし	120g
まいたけ	15g	塩	0.5g
豚肉（もも）	20g	こしょう	（少々）
長ねぎ	5g	かたくり粉	1.5g

作り方

① 乾しいたけはぬるま湯で戻し，せん切りする。戻し汁（30g）はこしてスープとして使用する。
② えのきたけ，まいたけはよく洗う。
③ 豚肉は1cm幅に切る。
④ 長ねぎは斜めせん切りにする。しょうがは大きめに切る。
⑤ 鳥がらだしにしいたけの戻し汁を加え，しょうがを入れ，材料を煮る。
⑥ ⑤に塩，こしょうを加え，しょうがを取り出し，水溶きかたくり粉でとろみを付ける。

● きのこの風味としゃきしゃき食感を洋風スープで味わいます。

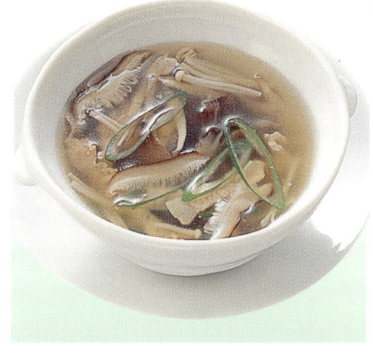

E(kcal)	P(g)	F(g)	食物繊維(g)	食塩(g)
71	6.5	3.8	2.0	0.6

わかめと野菜スープ

材料・分量（目安量）

生わかめ	10g	鳥がらだし	120g
だいこん	30g	塩	0.5g
長ねぎ	10g	こしょう	（少々）
		白ごま	1g

作り方

① わかめはさっと洗い，食べやすい大きさに切る。
② だいこんはいちょう切りにする。
③ 長ねぎは斜め切りにする。
④ 鳥がらだしにだいこんを入れて煮る。
⑤ だいこんが軟らかくなったら，塩，こしょうで味を調え，わかめと長ねぎを入れ火を止め，白ごまを入れる。

● わかめとだいこんを使った洋風のスープです。

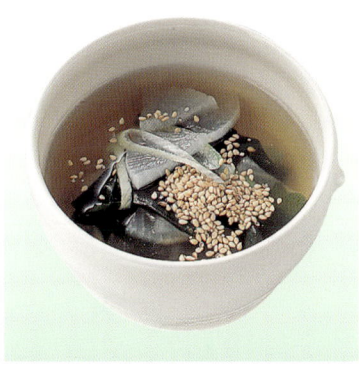

E(kcal)	P(g)	F(g)	食物繊維(g)	食塩(g)
23	1.9	0.8	1.0	0.8

コーンポタージュ

材料・分量（目安量）

クリームコーン（缶詰）	35g	水	80g
たまねぎ	15g	牛乳	40g
小麦粉	5g	塩	0.2g
無塩バター	5g	こしょう	（少々）
固形コンソメ	1g	パセリ	3g

作り方

① 鍋にバターを溶かし，薄切りにしたたまねぎを炒める。小麦粉を振り入れ，さらに炒め，あらかじめ溶いておいたコンソメスープでのばす。
② コーンを入れる。
③ ②に牛乳，水を加え，火が通ったら塩，こしょうで調味する。
④ 最後にパセリのみじん切りを散らす。

● 牛乳とコーンの甘味を生かしてまろやかに。

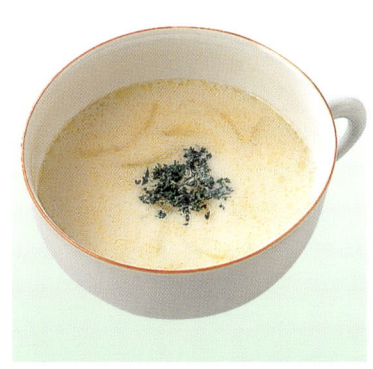

E(kcal)	P(g)	F(g)	食物繊維(g)	食塩(g)
122	2.7	6.0	1.2	0.9

組合せ料理例

汁

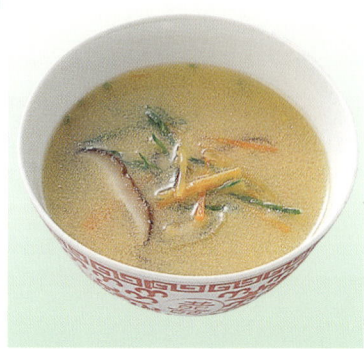

E(kcal)	P(g)	F(g)	食物繊維(g)	食塩(g)
71	1.3	3.3	1.8	0.9

スイートコーンスープ（玉米湯 ユイミイタン）

材料・分量（目安量）

クリームコーン（缶詰）	40 g	さやえんどう	5 g
にんじん	5 g	固形コンソメ	1 g
乾しいたけ	2 g	水	120 g
油	3 g	しいたけの戻し汁	15 g
		塩	0.2 g

作り方
① 鍋に固形コンソメと水を煮立てて湯（タン）をつくる。
② コーンは1/2量の湯とミキサーにかけ，裏ごしする。
③ にんじん，戻した乾しいたけ，さやえんどうはせん切りにする。
④ にんじんとしいたけを油で炒め，残りの湯と②，しいたけの戻し汁を加え煮る。沸騰したらさやえんどうを加える。

●コーンの甘さと，戻ししいたけの風味をきかせます。

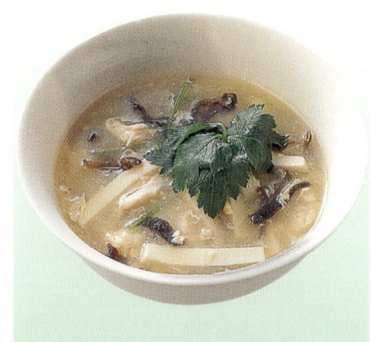

E(kcal)	P(g)	F(g)	食物繊維(g)	食塩(g)
53	5.8	1.6	1.0	0.6

酢味の薄くず汁（酸辛湯 スワヌラタン）

材料・分量（目安量）

鶏肉（ささ身）	10 g	根みつば	2 g
かたくり粉	0.5 g	中華だし	120 g
乾しいたけ	1 g	A ┌ 塩	0.3 g
きくらげ	0.5 g	│ しょうゆ	1 g
たけのこ（ゆで）	7 g	│ 酒	1 g
絹ごし豆腐	15 g	│ 酢	2.5 g
卵	10 g	└ かたくり粉	2 g

作り方
① 鶏肉のささ身はすじを取り，細かくせん切りにし，かたくり粉を振っておく。
② 乾しいたけ，きくらげは戻してせん切りにし，たけのこは3cmの長さのせん切りにする。豆腐は0.5cm角，4cmの長さの拍子木切りに，みつばは3cmの長さに切る。
③ 鍋に中華だしを入れ，沸騰したら鶏肉をほぐしながら入れ，①，②を入れ，浮いてくるあくを取る。Aを加え豆腐を入れる。
④ 沸騰したら水溶きかたくり粉を加え，溶き卵を入れ，みつばを散らす。

●たくさんの具材でつくった中華あんかけです。

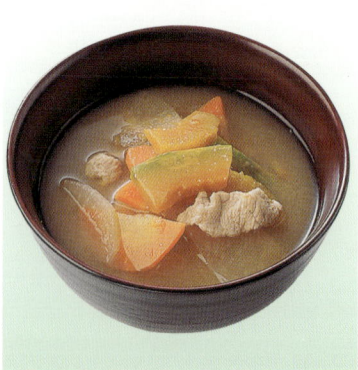

E(kcal)	P(g)	F(g)	食物繊維(g)	食塩(g)
86	6.3	2.9	1.7	0.5

かぼちゃとん汁

材料・分量（目安量）

豚肉（もも）	25 g	みそ	4 g
かぼちゃ	30 g	水	120 g
にんじん	10 g		
だいこん	10 g		

作り方
① 豚肉は食べやすい大きさに切る。
② かぼちゃは皮をむいて薄切りにし，にんじんは半月切り，だいこんはいちょう切りにする。
③ 鍋に水，②を入れて煮立て，野菜が軟らかくなるまで煮込む。
④ ③に①を加え，肉の色が変わったらあくを取り，みそを溶き入れる。

●かぼちゃの甘味を生かすため，みそは少量に。食塩も抑えられます。

クラムチャウダー

材料・分量（目安量）
あさり（むき身）	20 g
白ワイン	1 g
じゃがいも	20 g
たまねぎ 30 g，にんじん	10 g
セロリー 10 g，ベーコン	5 g
ホワイトソース { 無塩バター 3 g，小麦粉 5 g，牛乳 100 g }	
水 80 g，塩 0.2 g	
こしょう（少々），パセリ（少々）	

作り方
① じゃがいも，たまねぎ，にんじん，ベーコンは1cm角に切る。セロリーはすじを取り，8mmに切る。あさりは白ワインで下味を付ける。
② 鍋にバターを溶かし，小麦粉を炒め，温めた牛乳を少しずつ加え，ホワイトソースをつくる。
③ 鍋に分量の水を入れ①を加え，軟らかくなるまで煮込む。②を加え，さらに煮込む。
④ 最後に塩，こしょうで味を調え，みじん切りしたパセリを散らす。

● 牛乳たっぷりでまろやかです。

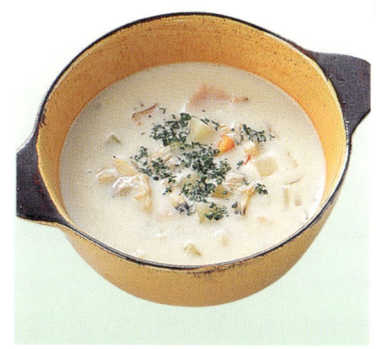

E(kcal)	P(g)	F(g)	食物繊維(g)	食塩(g)
173	7.6	8.5	1.3	1.4

ミネストローネ

材料・分量（目安量）
マカロニ	8 g		ベーコン	3 g
ピーマン	5 g		無塩バター	2 g
たまねぎ	20 g		洋風だし	120 g
にんじん	5 g		白ワイン	5 g
セロリー	5 g		こしょう	（少々）
じゃがいも	10 g		粉チーズ	0.5 g

作り方
① マカロニはゆでる。
② 野菜，ベーコンは1cm角の色紙切りにする。
③ 鍋にバターを熱し，野菜，ベーコンを加え，バターがなじんだら洋風だしを加え，軟らかくなるまで煮込む。
④ マカロニを入れ，白ワイン，こしょうで調味する。
⑤ 器に注ぎ，粉チーズをかける。

● つくり方も簡単で，その他のレシピ以外の野菜を入れてもいいです。

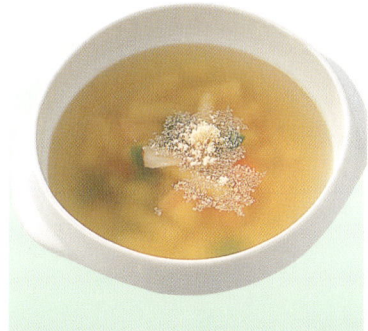

E(kcal)	P(g)	F(g)	食物繊維(g)	食塩(g)
90	3.7	3.2	1.0	0.7

ささ身すり流し

材料・分量（目安量）
鶏肉（ささ身）	15 g		木綿豆腐	15 g
しょうが汁	（少々）		えのきたけ	6 g
だし汁	120 g		万能ねぎ	2 g
			塩	0.2 g
			しょうゆ	2 g

作り方
① 鶏ささ身のすじを取り，細かく刻み，しょうが汁を加え，すり鉢ですり，だし汁を少しずつ加えて混ぜる。
② 豆腐は色紙切り，えのきたけは根を切って小口切りにする。
③ 鍋に①を入れて熱し，豆腐とえのきたけを加え，塩としょうゆで味を調える。
④ 小口切りにした万能ねぎを散らす。

● しょうがであっさりと仕上げます。

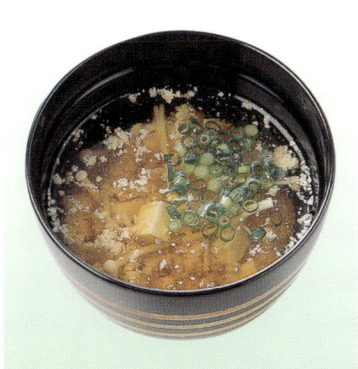

E(kcal)	P(g)	F(g)	食物繊維(g)	食塩(g)
32	5.2	0.8	0.3	0.6

組合せ料理例

主菜

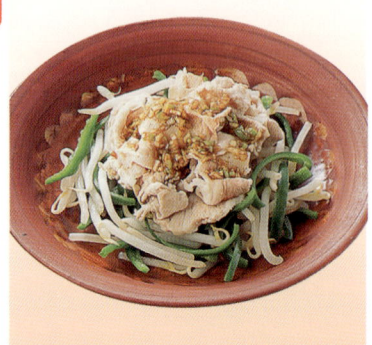

豚しゃぶと野菜のさんしょう風味

材料・分量（目安量）

豚肉（もも・脂身つき，しゃぶしゃぶ用）	60g	しょうゆ	7g
大豆もやし	50g	砂糖	1g
ピーマン	30g	ごま油	1g
長ねぎ	5g	粒ざんしょう	（少々）
酢	5g	こしょう	（少々）
		ラー油	（少々）

作り方

① もやしはひげ根を除き，ピーマンはせん切りにする。
② 湯をたっぷりと沸かして塩少々（分量外）を加え，①を入れてさっとゆで，すくってざるに上げる。豚肉を1枚ずつ入れ，火を弱める。色が変わったらざるに取って水気をきる。
③ 器にもやしとピーマンを混ぜて敷き，豚肉をこんもりとのせる。みじん切りにしたねぎと調味料を混ぜ合わせて食卓でかける。

● 豚肉のうま味を生かし，相性のよい香りをきかせた中華風の一品。

E(kcal)	P(g)	F(g)	食物繊維(g)	食塩(g)
156	15.0	7.9	2.0	1.1

豚肉のカレーしょうが焼き

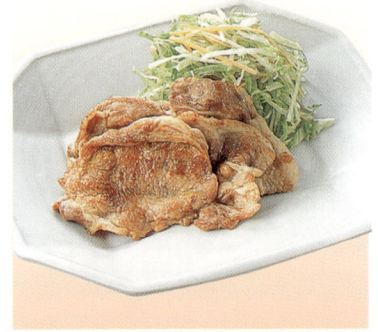

材料・分量（目安量）

豚肉（ロース薄切り）	60g	カレー粉	（少々）
A ┌ 酒	5g	レタス	30g
│ しょうゆ	5g	にんじん	10g
│ しょうが汁	（少々）		
│ かたくり粉	2g		
└ 油	2g		

作り方

① Aを平らな皿に合わせ，豚肉を重ならないように広げ，指先で全体にもみ込む。カレー粉を加えてさらにもむ。
② レタスとにんじんはせん切りにして水に放し，水気をよくきって器に盛る。
③ テフロン加工のフライパンを温め，豚肉を1枚ずつ広げて入れ，両面を色よく焼き，②に盛り合わせる。

● カレー風味の変わったしょうが焼きです。

E(kcal)	P(g)	F(g)	食物繊維(g)	食塩(g)
199	12.2	13.6	0.6	0.8

いわしのスパイスグリル

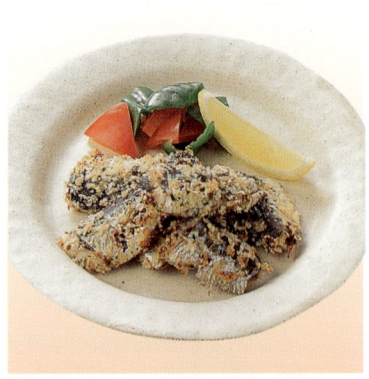

材料・分量（目安量）

いわし	70g	A ┌ にんにく，パセリ，バジル，	
塩 0.7g，こしょう	（少々）	└ ローズマリー 各	（少々）
白ワイン	5g	ピーマン（青・赤）	各5g
粒マスタード 2g，パン粉 5g		レモンのくし形切り	5g

作り方

① いわしは三枚におろし，腹骨を薄くすき取る。一口大にそぎ切りにし，塩とこしょう，白ワインを振って5分おく。
② Aはみじん切りにして，パン粉と混ぜる。
③ いわしは汁気をふき取り，マスタードを両面にぬり，②を全体にまぶす。
④ オーブントースターの天板に③を並べ，高温に熱したトースターに入れ，きつね色になるまで焼く。
⑤ ピーマンは一口大に切って熱湯でさっとゆでる。
⑥ 器にいわしとピーマンを盛り合わせ，レモンを添えて食卓でしぼる。

● うま味の濃い魚ならではのおいしさ。スパイスをきかせて個性的に仕上げます。

E(kcal)	P(g)	F(g)	食物繊維(g)	食塩(g)
184	14.9	10.4	0.6	1.0

さけのゆず香焼き

材料・分量（目安量）

さけ	70 g	かぶ	30 g
A { しょうゆ 5 g, 酒 5 g みりん 5 g		B { 酢 5 g, 水 5 g 砂糖 1 g, 赤とうがらし（少々）	
ゆずの皮	3 g	青じそ	3 g

作り方
① さけはAを合わせた漬け汁にゆずの輪切りを加え，漬け込む。
② 汁気をふいて皮側から先に両面を焼く。八分どおり火が通ったら漬け汁の残りをはけでぬり，弱火でさっとあぶって乾かす。これを2～3回繰り返す。
③ かぶは皮をむき，まるごと下まで切り離さないように縦横に切り目を入れ，水に漬ける。水気をしぼってBに一晩漬け，菊花かぶをつくっておく。
④ 器にさけを盛り，菊花かぶを青じそにのせて添える。さけの上にゆずの皮のせん切りをのせる。

●しょうゆと相性のよいゆずの香りを生かして，うす味でよりおいしく仕上げます。

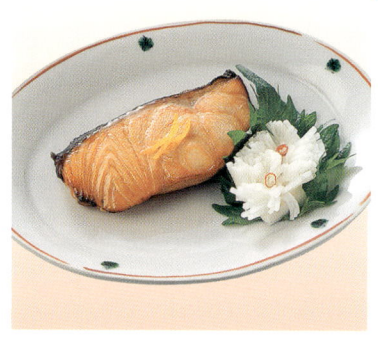

E(kcal)	P(g)	F(g)	食物繊維(g)	食塩(g)
128	16.4	2.9	0.9	0.9

いかとセロリーのレモン炒め

材料・分量（目安量）

いか	100 g	オリーブ油	5 g
セロリー	30 g	A { レモン汁 7 g しょうゆ 3 g こしょう （少々）	
黄ピーマン	30 g		
にんにく	5 g		

作り方
① いかは足を抜いてわたを除き，よく洗う。皮をむいて胴は5 mm幅の輪切りに，足は先を落として食べやすく切る。
② セロリーはすじを取って3 mmの斜め切りに，ピーマンは横に3 mm幅に切る。
③ フライパンにみじん切りにしたにんにくとオリーブ油を入れて火にかけ，香りが立ったら強火にしていかを炒める。いかの色が変わったらピーマン，セロリーの順に炒め合わせ，Aを振り入れて手早く炒め合わせる。

●タウリンの宝庫のいかを手軽でおしゃれな炒め物にしました。

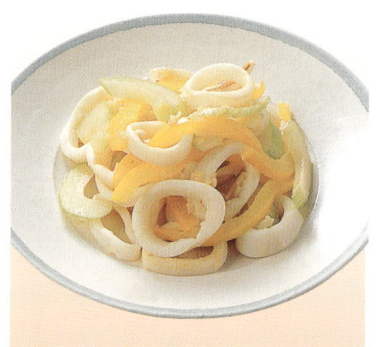

E(kcal)	P(g)	F(g)	食物繊維(g)	食塩(g)
154	18.7	6.2	1.1	0.9

豆腐とたらのおろし鍋

材料・分量（目安量）

絹ごし豆腐	100 g	B { だし汁 150 g しょうゆ 5 g みりん 5 g 酒 5 g	
たら	60 g		
A { しょうゆ 1 g しょうが汁 2 g			
かたくり粉（適宜），油	10 g	根みつば	（少々）
だいこん	150 g	すだち果汁	10 g（1/2個）

作り方
① たらは6つに切り，Aをからめて5分おく。水気をふいてかたくり粉をまぶし，多めの油でこんがりと焼き，キッチンペーパーにのせて油を切る。
② だいこんはすりおろしてざるに上げ，水気をきる。
③ 鍋にBを温め，やっこに切った豆腐，①と②を入れて煮，みつばのざく切りをのせ，半月切りのすだちを添える。すだちのしぼり汁を入れて食べる。

●たらを油で焼いてこくをプラスします。

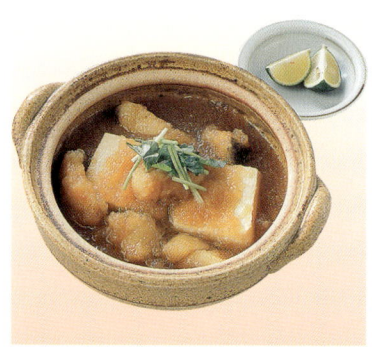

E(kcal)	P(g)	F(g)	食物繊維(g)	食塩(g)
249	17.2	13.3	2.4	1.2

組合せ料理例

組合せ料理例

主菜

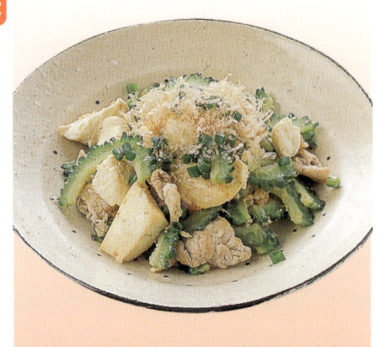

E(kcal)	P(g)	F(g)	食物繊維(g)	食塩(g)
202	15.1	12.4	2.3	1.0

ゴーヤチャンプルー

材料・分量（目安量）

豚肉（もも薄切り）	30 g
酒	3 g
ゴーヤ	70 g
木綿豆腐	100 g
ごま油	5 g

A { 塩 0.8 g, 酒 5 g / しょうゆ 1 g / こしょう （少々）	
かつお節	2 g
万能ねぎ	2 g

作り方

① 豚肉は一口大に切り、酒をからめる。ゴーヤは縦半分に切って種とわたをかき出し、薄い半月形に切る。
② 熱湯に豆腐を大きくくずして入れ、ひと煮立ちしたら網ですくう。残りの湯にゴーヤを入れてさっとゆでる。
③ 中華なべにごま油を熱して豚肉を炒め、色が変わったらゴーヤと豆腐を加えて炒め合わせる。Aを加え、かつお節の半量を振って炒め合わせる。
④ 器に盛り、残りのかつお節と万能ねぎの小口切りを散らす。

●ゴーヤの風味とかつおのうま味がアクセントです。

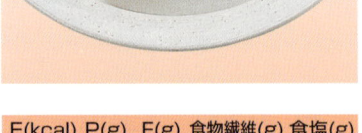

E(kcal)	P(g)	F(g)	食物繊維(g)	食塩(g)
151	12.3	9.1	3.0	0.7

豆腐ステーキきのこソース

材料・分量（目安量）

木綿豆腐	150 g
えのきたけ	20 g
しめじ	20 g
生しいたけ	20 g
マッシュルーム	10 g

無塩バター	3 g
にんにくみじん切り	（少々）
白ワイン	5 g
A { しょうゆ 5 g / こしょう （少々）	

作り方

① 豆腐は布巾に包んで軽い重しをして水気をきり、厚みを半分に切る。
② きのこは石づきを除き、えのきたけとしめじは小房に分け、しいたけとマッシュルームは薄切りにする。
③ フライパンにバターを溶かし、豆腐を入れて両面を色よく焼き、皿に取る。
④ 空いたフライパンににんにくを入れて香りを出し、②を入れて炒め、白ワインを振り、ふたをして蒸し煮にする。しんなりしたらAを加えて調味する。
⑤ 豆腐の上に④をかける。

●バター風味も楽しめる豆腐ならではの味付けです。

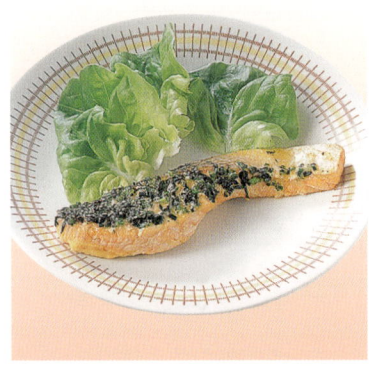

E(kcal)	P(g)	F(g)	食物繊維(g)	食塩(g)
144	19.4	5.3	0.3	0.9

さけの香草焼き

材料・分量（目安量）

さけ	80 g
A { 酒 3 g / 洋風だし 3 g / しょうゆ 3 g	
ほうれんそう	5 g

B { 卵黄 6 g / コーンスターチ 1 g / 塩 0.3 g / 砂糖 0.8 g	
サラダな	10 g

作り方

① さけはAに漬け、約20分おく。
② ほうれんそうはゆでてかたくしぼり、細かく切り、フライパンでからいりする。
③ ボウルにBを混ぜ、②を軽く混ぜる。
④ 天板にアルミ箔を敷き、油（分量外）をぬり、さけの皮を下にして置き200℃のオーブンで10分焼く。
⑤ オーブンから取り出し、③をさけの表面にぬり、表面が乾く程度までもう一度焼く。
⑥ 器にサラダなを敷き、盛り付ける。

●さけと香草の衣の彩りがポイントです。

さばのおろし煮

材料・分量（目安量）

さば	70 g	しょうが汁	2 g
小麦粉	5 g	だいこん	40 g
揚げ油（吸油量）	8 g	万能ねぎ	1 g
A {だし汁 70 g, 砂糖 3 g, しょうゆ 5 g, 酒 5 g}			

作り方
① 三枚おろしにしたさばを1切れの大きさに切り，小骨を取り，小麦粉をまぶし，170℃の油でからりと揚げる。
② だいこんは，すりおろして軽く水気をきり，万能ねぎは小口切りにする。
③ 鍋にAを煮立てて①のさば，しょうが汁，だいこんおろしを入れ，ひと煮立ちしたら火を止める。
④ 器に盛り，万能ねぎを散らす。

●だいこんであっさりと仕上げた一品です。

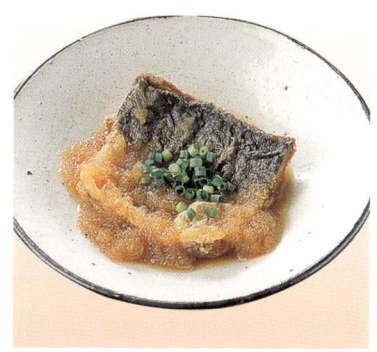

E(kcal)	P(g)	F(g)	食物繊維(g)	食塩(g)
264	15.7	16.6	0.7	1.1

牛肉のねぎ巻き揚げ

材料・分量（目安量）

牛肉（かた，薄切り）	60 g	かたくり粉	5 g
しょうが汁	5 g	揚げ油（吸油量）	3 g
しょうゆ	2 g	サラダな	20 g
万能ねぎ	20 g		

作り方
① 牛肉にしょうが汁としょうゆをかけておく。
② 万能ねぎは洗って水気をよくきり，根を落として20 cmの長さに切る。葉の部分と根の部分が全体に平均になるように並べる。
③ 万能ねぎの端をしっかりとつかみ，牛肉をねぎの端にかぶせて，固く肉を巻きつけていき，ねぎの最後の部分も肉をかぶせて油が入らないようにする。
④ かたくり粉をむらなくつけ，180℃の油で表面がカリッとするまで揚げ，2 cm幅に切る。
⑤ 器にサラダなを敷き，切り口を見せて盛り付ける。

●ねぎをたっぷりと使ってボリューム感を。うす味の効果も引き立てます。

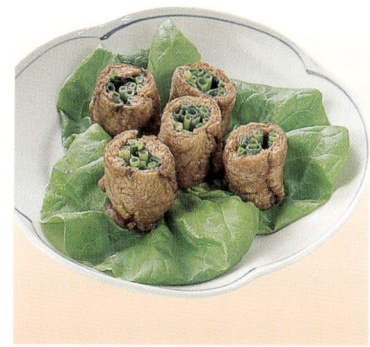

E(kcal)	P(g)	F(g)	食物繊維(g)	食塩(g)
227	11.6	16.5	1.0	0.4

鶏もも肉のマスタード焼き

材料・分量（目安量）

鶏肉（もも）	70 g	粉チーズ	2 g
こしょう（少々），塩	0.2 g	じゃがいも	60 g
小麦粉 6 g，卵	13 g	さやいんげん	40 g
油 6 g，マスタード	6 g	無塩バター	2.5 g
ウスターソース	4 g	トマト	40 g

作り方
① 鶏肉に軽く塩，こしょうをする。小麦粉をはたきつけ，残りの小麦粉に溶きたまごを入れ全体を混ぜる。
② じゃがいもはゆでて粉ふきにする。
③ フライパンに油を熱し①の鶏肉を焼き，焼き色がついたら裏返し，マスタードとウスターソースを混ぜたソースをぬりつけ，粉チーズを振ってふたをし軽く蒸し焼きにする。焼き上がったら食べやすい大きさに切り，器に盛る。
④ さやいんげんは5 cmの長さに切りバターで炒め，②の粉ふきいも，トマトとともに器に盛る。

●マスタードの辛味をかくし味に。

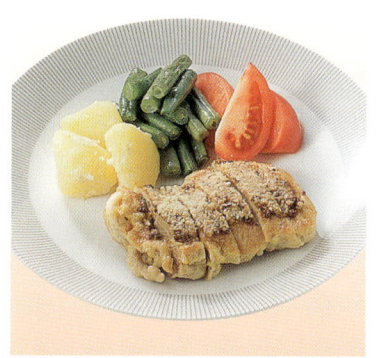

E(kcal)	P(g)	F(g)	食物繊維(g)	食塩(g)
288	18.6	14.0	2.3	1.0

組合せ料理例

副菜

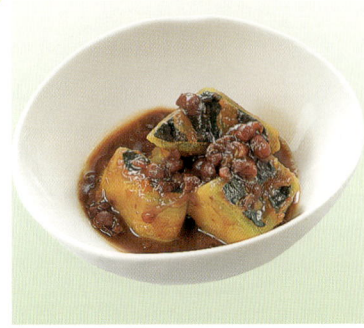

かぼちゃのいとこ煮

材料・分量（目安量）

| かぼちゃ | 50 g |
| ゆであずき（缶詰） | 25 g |

作り方
① かぼちゃは皮をところどころむき，一口大に切る。
② 鍋にかぼちゃを入れて水をひたひたに加え，煮立つまでは強火，あとは火を弱めて煮る。
③ かぼちゃに8分どおりに火が通ったらゆであずきを加え，汁気がなくなるまで弱火でゆっくりと煮含める。

E(kcal)	P(g)	F(g)	食物繊維(g)	食塩(g)
100	2.1	0.3	2.6	0.1

●素材のもつ味だけで十分な甘味が確保できます。

れんこんのカレー煮

材料・分量（目安量）

れんこん	50 g	白ワイン	3 g
無塩バター	3 g	赤ピーマン	5 g
カレー粉	1 g		

作り方
① れんこんは薄い輪切りにして酢水（分量外）にさらして水気をきる。
② 鍋にバターを溶かし，れんこんを入れてさっと炒め，カレー粉を振って白ワインを加え，れんこんの歯ごたえが残る程度に煮る。
③ ピーマンはせん切りにしてゆでる。
④ 器にれんこんを盛り，ピーマンを短く切って飾る。

E(kcal)	P(g)	F(g)	食物繊維(g)	食塩(g)
64	1.1	2.7	1.4	0.1

●ワインの風味を生かしたパンにも合う煮物です。

ほうれんそうとコーンの炒め物

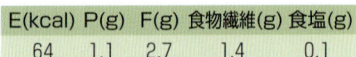

材料・分量（目安量）

ほうれんそう	60 g	塩	0.3 g
ホールコーン（缶詰）	30 g	こしょう	（少々）
無塩バター	5 g		

作り方
① ほうれんそうは熱湯でかためにゆでて水に取り，水気をかたくしぼって3cm長さに切る。
② フライパンにバターを熱し，ほうれんそうを入れてさっと炒める。コーンを加えて，塩とこしょうを振り，炒め合わせる。

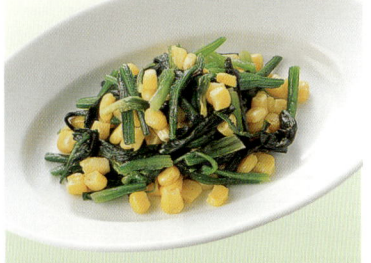

E(kcal)	P(g)	F(g)	食物繊維(g)	食塩(g)
75	2.0	4.5	2.7	0.4

●コーンの甘味がアクセントになります。

副菜

ながいもときゅうりのごま酢和え

材料・分量（目安量）

ながいも	40 g		
きゅうり	20 g		

ごま酢 ┌ すり白ごま　2 g
　　　├ しょうが汁（少々）
　　　├ 酢　　　　　5 g
　　　└ しょうゆ　　1 g

作り方
① ながいもは皮をむいたら酢水（分量外）に漬け，水気を切って4～5cm長さの拍子木切りにする。きゅうりも同じ大きさに切る。
② ごま酢の材料を合わせてよく混ぜる。
③ ながいもときゅうりを器に盛り合わせ，②をかけ，全体に和えて食べる。

● ごまの香り，こくと酸味は減塩効果が期待できます。

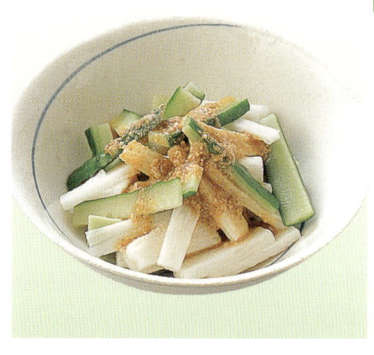

E(kcal)	P(g)	F(g)	食物繊維(g)	食塩(g)
42	1.6	1.2	0.8	0.1

トマトのサラダ

材料・分量（目安量）

トマト　　　　　100 g　　　（バジル適宜）
（オニオンドレッシング）
　たまねぎ　　　20 g
　油　　　　　　5 g
　酢　　　　　　7 g
　塩　　　　　　0.5 g

作り方
① トマトは一口大に切り，器に盛って冷やす。
② ドレッシングのたまねぎはみじん切りにし，水にさらしてしぼり，ほかの調味料と混ぜる。①にかけ，あればバジルをのせる。

● トマトの甘酸っぱさを満喫できます。

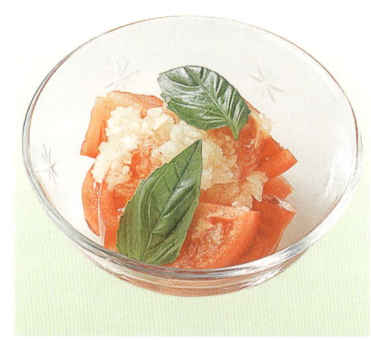

E(kcal)	P(g)	F(g)	食物繊維(g)	食塩(g)
74	0.9	5.1	1.3	0.5

カレーおから

材料・分量（目安量）

おから	40 g	無塩バター	10 g
ボンレスハム	10 g	固形コンソメ	0.5 g
にんじん	10 g	カレー粉	2 g
ピーマン	10 g		

作り方
① ハム，にんじん，ピーマンは8mm角に切る。
② 鍋にバターを溶かしてにんじんとピーマンを炒め，つやが出たらハムを加えて軽く炒める。
③ おからを加えて炒め合わせ，おからがぽろぽろになったら，湯大さじ2弱で溶いた固形コンソメ，カレー粉を加えて汁気がなくなるまで煮る。

● サンドイッチの具にもできるおいしい洋風味。

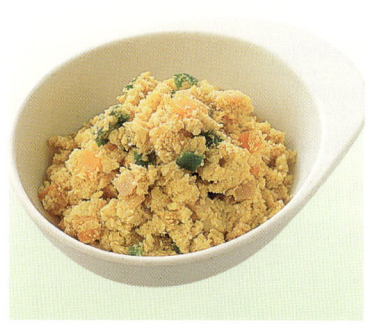

E(kcal)	P(g)	F(g)	食物繊維(g)	食塩(g)
148	4.8	10.4	5.8	0.5

組合せ料理例

副菜

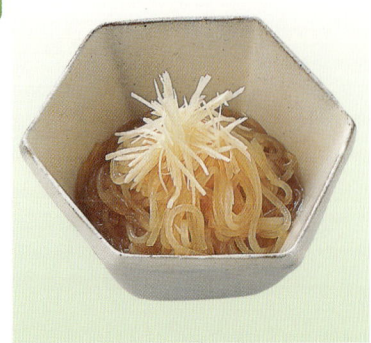

糸こんにゃくのごまじょうゆ和え

材料・分量（目安量）

糸こんにゃく	60 g	A	しょうゆ	3 g
しょうが	3 g		ごま油	2 g
			酢	5 g
			砂糖	2 g

作り方
① 糸こんにゃくは水からゆでて，5 cm長さに切って水気をよくきる。
② Aを合わせて電子レンジで15秒加熱し，すぐ①を和え，しばらくおいて味をなじませる。
③ 器に盛り，せん切りしょうがをのせる。

E(kcal)	P(g)	F(g)	食物繊維(g)	食塩(g)
34	0.4	2.0	1.8	0.4

●しょうがをよくきかせて，糸こんにゃくに風味をつけます。

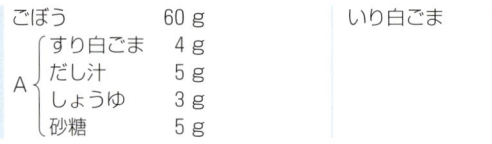

たたきごぼう

材料・分量（目安量）

ごぼう	60 g		いり白ごま	0.5 g
A	すり白ごま	4 g		
	だし汁	5 g		
	しょうゆ	3 g		
	砂糖	5 g		

作り方
① ごぼうは皮をこそげて4～5 cm長さの細めの拍子木切りにし，酢水（分量外）にさらす。
② 湯を沸かして①を入れ，軟らかくなるまでゆでる。水気をきってまな板に並べ，すりこぎで軽くたたいて繊維をほぐす。
③ Aと②を和え，器に盛って軽くすりつぶしたごまを振る。

E(kcal)	P(g)	F(g)	食物繊維(g)	食塩(g)
86	2.2	2.4	3.9	0.4

●繊維をたたきほぐして，ごまの風味で食べやすく。

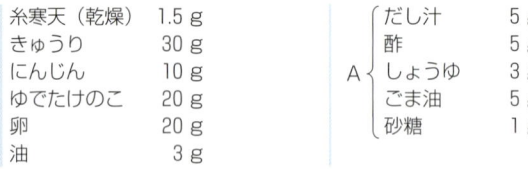

糸寒天のサラダ

材料・分量（目安量）

糸寒天（乾燥）	1.5 g	A	だし汁	5 g
きゅうり	30 g		酢	5 g
にんじん	10 g		しょうゆ	3 g
ゆでたけのこ	20 g		ごま油	5 g
卵	20 g		砂糖	1 g
油	3 g			

作り方
① 糸寒天は水でさっと洗って水に漬けて戻し，5 cm長さに切る。野菜も同じ長さのせん切りにする。
② 卵は溶きほぐし，油をなじませたフライパンに流して薄く焼き，細く切る。
③ ①と②を器に盛り，混ぜ合わせたAをかける。

E(kcal)	P(g)	F(g)	食物繊維(g)	食塩(g)
125	3.8	10.1	1.3	0.5

●独特の歯ごたえが楽しいサラダです。

だいずとひじきの煮物

材料・分量（目安量）

ゆでだいず	20 g	だし汁	50 g
ひじき	6 g	しょうゆ	3 g
にんじん	10 g	さやえんどう	5 g
ごま油	3 g		

作り方
① ひじきはたっぷりの水に浸して戻し，長い物は食べやすく切る。
② にんじんは皮をむいて3 cm長さのせん切りにする。
③ 鍋に油を熱してにんじんを炒め，つやが出たらひじきとだいずを加えて炒め合わせる。
④ だしを加えて煮立ったらしょうゆを加え，汁気がなくなるまで煮る。仕上がりの際にゆでて斜めに切ったさやえんどうを散らす。

●山海の食物繊維とミネラルの宝庫を組み合わせて。

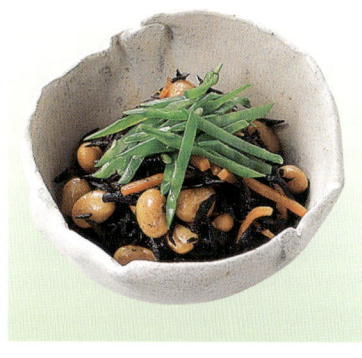

E(kcal)	P(g)	F(g)	食物繊維(g)	食塩(g)
81	4.4	4.9	4.4	0.7

焼きなすのなめこおろし和え

材料・分量（目安量）

なす	100 g	しょうゆ	1 g
だいこん	60 g	だし汁	6 g
なめこ	10 g	万能ねぎ	1 g

作り方
① なすは焼き，水に漬け皮をむき，水気をきって，一口大に切る。
② だいこんはおろし，汁気を軽くしぼる。
③ なすにおろしだいこん，なめこを混ぜ，しょうゆとだし汁で調味し，上からきざんだ万能ねぎを散らす。

●なめこのうま味とだいこんおろしの辛味で食塩を控えました。

E(kcal)	P(g)	F(g)	食物繊維(g)	食塩(g)
35	1.7	0.2	3.4	0.2

じゃがいものバター焼き

材料・分量（目安量）

じゃがいも	120 g
無塩バター	5 g
塩	0.5 g

作り方
① じゃがいもは皮つきのまま軟らかくゆでる。
② 皮をむいて厚めに輪切りにする。
③ 塩で味をつけながらバターで表面をカリッと焼く。

●バターで焼いて，香ばしさを出します。

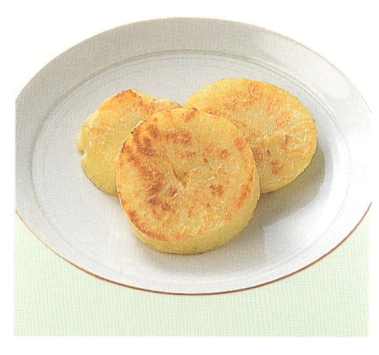

E(kcal)	P(g)	F(g)	食物繊維(g)	食塩(g)
129	1.9	4.3	1.6	0.5

組合せ料理例

デザート・間食

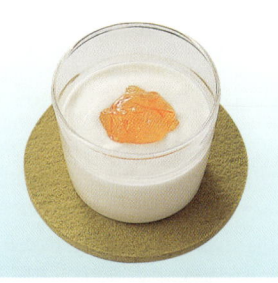

ヨーグルトのマーマレードかけ

材料・分量（目安量）
プレーンヨーグルト　90 g
マーマレードジャム　10 g

作り方
① ヨーグルトにマーマレードジャムを彩りよくのせる。

E(kcal)	P(g)	F(g)	食物繊維(g)	食塩(g)
75	3.3	2.7	0.1	0.1

●シンプルで食べやすく，彩りもきれいです。

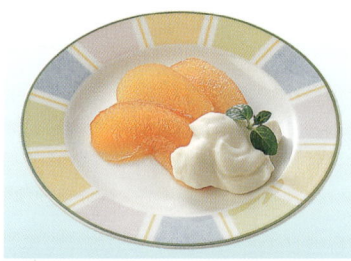

ヨーグルトサラダ

材料・分量（目安量）
オレンジ　30 g
りんご　30 g
キウイ　20 g
バナナ　30 g
A｛プレーンヨーグルト　20 g
　マヨネーズ　5 g
　砂糖　0.5 g

作り方
① 果物は皮をむき，角切りにする。
② Aを混ぜ，①と和える。

E(kcal)	P(g)	F(g)	食物繊維(g)	食塩(g)
114	1.7	4.5	1.5	0.1

●フルーツたっぷりのサラダ風デザート。

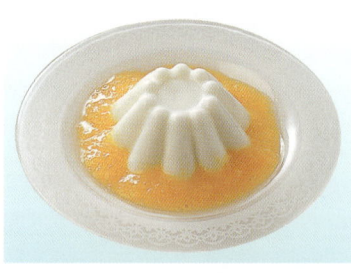

りんごコンポート

材料・分量（目安量）
りんご　100 g
砂糖　15 g
レモン汁　2 g
水　50 g
A｛生クリーム　20 g
　砂糖　2 g
ミントの葉　（少々）

作り方
① りんごは皮をむき，半分に切り，芯を取る。
② 鍋にりんご，砂糖，レモン汁，水を入れて紙ふたをし，火にかける。煮立ったら火を弱め軟らかくなるまで煮る。
③ 生クリームは，氷水に浮かしたボウルに入れて七分立てし，砂糖は途中で加える。器に②を盛り，生クリームをかけ，ミントの葉をのせる。

E(kcal)	P(g)	F(g)	食物繊維(g)	食塩(g)
206	0.6	9.1	1.5	0.0

●りんごを煮るだけのシンプルなお菓子。

ブランマンジェ

材料・分量（目安量）
牛乳　80 g
コーンスターチ　8 g
水　15 g
砂糖　8 g
A｛もも（缶詰）　30 g
　白ワイン　5 g

作り方
① 鍋に牛乳，コーンスターチ，水，砂糖を入れ，弱火にかける。しゃもじで混ぜながらとろりとなったら，水でぬらしたゼリー型に流し入れて冷やす。
② ももに白ワインを加え，ミキサーでピーチソースをつくる。
③ ①を型からはずし器に盛り②を回りにかける。

E(kcal)	P(g)	F(g)	食物繊維(g)	食塩(g)
142	2.8	3.1	0.4	0.1

●牛乳を固めるだけ。もものソースでおしゃれに盛り付けます。

高血圧症

グレープフルーツゼリー

材料・分量（目安量）

粉寒天	0.7 g	グレープフルーツジュース	
水	25 g	（果汁100％）	70 g
砂糖	15 g	梅酒	7 g
		グレープフルーツ	30 g

作り方
① 鍋に粉寒天を入れ，分量の水を注いで弱火にかけ，煮溶かし，砂糖を加える。
② ①にグレープフルーツジュースと梅酒を加え，混ぜる。
③ 器に流し，冷やし固める。
④ 薄皮をむいたグレープフルーツとともに盛り付ける。
● 寒天ゼリーをグレープフルーツでさっぱりと仕上げました。

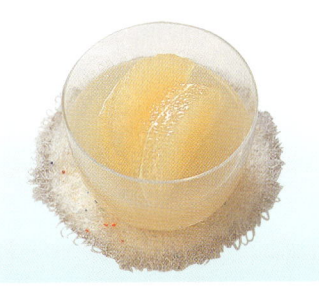

E(kcal)	P(g)	F(g)	食物繊維(g)	食塩(g)
108	0.7	0.1	0.3	0.0

紅茶のカップケーキ

材料・分量（目安量）

小麦粉	12 g	無塩バター	10 g
ベーキングパウダー	0.2 g	バニラオイル	（少々）
紅茶葉	0.7 g	砂糖	8 g
		卵黄	10 g

作り方
① バターをクリーム状にし，砂糖，卵黄，バニラオイルを加え混ぜる。
② あらかじめ混ぜておいた小麦粉とベーキングパウダーとミルして細かくした紅茶葉を加え，混ぜる。
③ マフィン型かアルミカップ型に流し，180℃のオーブンで20分ほど焼く。
● 紅茶葉の風味を生かした一味違うケーキです。

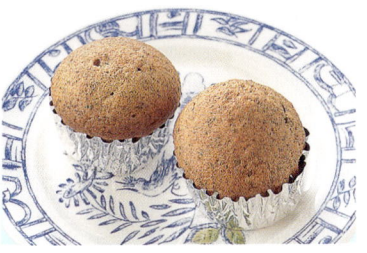

E(kcal)	P(g)	F(g)	食物繊維(g)	食塩(g)
192	2.8	11.9	0.6	0.0

コーヒープリン

材料・分量（目安量）

牛乳	60 g	インスタントコーヒー	1 g
生クリーム	8 g	卵	30 g
砂糖	12 g		

作り方
① 鍋に牛乳，生クリーム，砂糖，インスタントコーヒーを入れて火にかけ，沸騰寸前まで温め，砂糖を溶かす。
② 溶き卵に①を少しずつ流し込み，茶こしで裏ごしし滑らかにする。
③ 器に注ぎ，天板に水を張った160℃のオーブンで25分程蒸し焼きにする。
④ 冷蔵庫で冷やす。
● コーヒーを加えたすてきなプリン。

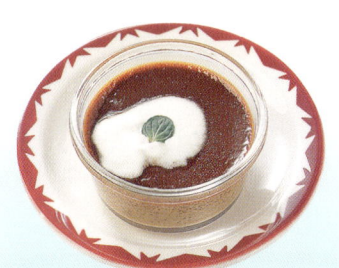

E(kcal)	P(g)	F(g)	食物繊維(g)	食塩(g)
169	6.0	9.0	0.0	0.2

レアチーズケーキ

材料・分量（目安量）

コーンフレーク	20 g	クリームチーズ	20 g	レモン汁	3 g
無塩バター	8 g	砂糖	10 g	粉ゼラチン	1 g
生クリーム	25 g	卵黄	7 g	水	5 g

作り方
① コーンフレークを細かく粉状にくずし，溶かしたバターを加えよく混ぜる。
② ボウルに生クリームを入れ，とろっとするまで泡立てる。
③ 別のボウルにクリームチーズを入れ，滑らかに練り，砂糖を加えてすり混ぜ，砂糖が溶けたら卵黄，レモン汁を加えて混ぜる。
④ ふやかしたゼラチンをレンジで溶かし，②に加える。
⑤ 器に①を敷き，その上に②と④を混ぜ合わせて入れ冷蔵庫で冷やし固める。
● チーズの風味をきかせた冷たいデザートです。

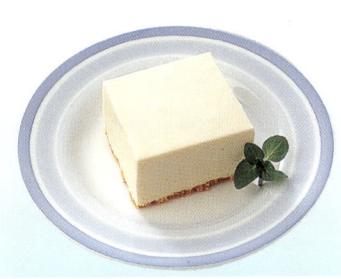

E(kcal)	P(g)	F(g)	食物繊維(g)	食塩(g)
384	5.8	27.2	0.5	0.6

組合せ料理例

デザート・間食

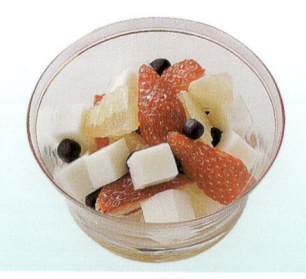

E(kcal)	P(g)	F(g)	食物繊維(g)	食塩(g)
108	3.7	0.2	1.5	0.1

フルーツみつ豆

材料・分量（目安量）

粉寒天	0.5 g	湯	15 g	えんどうの塩ゆで	10 g
水	50 g	いちご	30 g	ガムシロップ	15 g
スキムミルク	6 g	グレープフルーツ	55 g		

作り方

① 鍋に分量の水を入れて粉寒天を振り入れ、よく混ぜてから火にかける。煮立ったら静かに煮立つ火加減にして2～3分煮、スキムミルクを湯で溶いて加える。
② 粗熱を取り、水でぬらした流し型に入れ、冷蔵庫で冷やし固める。
③ いちごはへたを取り、グレープフルーツは皮を除き、食べやすい大きさに切る。
④ ②を型から取り出して、1～1.5cm角の大きさに切り、器に盛り、果物、えんどうを飾り、ガムシロップをかける。

● 寒天とフルーツで食べやすく。季節の果物で応用しましょう。

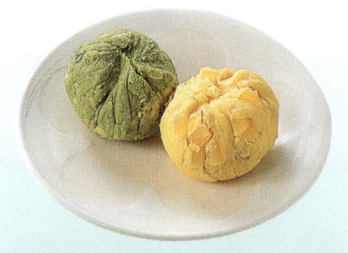

E(kcal)	P(g)	F(g)	食物繊維(g)	食塩(g)
87	0.7	0.1	1.4	0.0

さつまいもの茶巾しぼり

材料・分量（目安量）

さつまいも	60 g
砂糖	2 g

作り方

① さつまいもは1cmの輪切りにして皮をむき、水にさらしあくを抜き、ラップをして4～5分加熱する。
② ①をボウルに入れ熱いうちにつぶし、砂糖を入れる。
③ ラップを使って茶巾にしぼる。

● さつまいもの甘味を生かしたお菓子です。

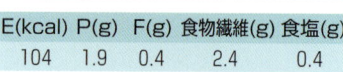

E(kcal)	P(g)	F(g)	食物繊維(g)	食塩(g)
104	1.9	0.4	2.4	0.4

さといものみたらし団子

材料・分量（目安量）

さといも	100 g	A { かたくり粉 1 g、しょうゆ 3 g	
上新粉	1.5 g	{ 砂糖 8 g、水 60 g	
砂糖	0.5 g	白ごま	0.5 g

作り方

① さといもは皮ごとレンジにかけ、軟らかくする。
② ①をボウルに入れ熱いうちにつぶし、上新粉、砂糖を加える。
③ 丸めて竹串に刺して、電子レンジで2～3分加熱する。
④ 鍋にAを入れ、弱火でとろっとするまで煮詰め、③にかけ、ごまを振る。

● さといもを使った新しさが感じられるお団子。レンジを使った簡単レシピ。

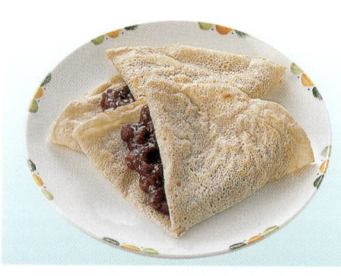

E(kcal)	P(g)	F(g)	食物繊維(g)	食塩(g)
188	6.2	3.4	2.1	0.1

そば粉のあずきクレープ

材料・分量（目安量）

そば粉	25 g	油	1 g
卵	15 g	ゆであずき（缶詰）	30 g
水	60 g		

作り方

① ボウルにそば粉、卵を混ぜる。水を少しずつ加え、油も加えてさらに混ぜる。できた生地は30分休ませる。
② 弱火のフライパンに薄く広げて裏表を焼く。
③ ゆであずきを包む。

● そば粉を使い、あんこたっぷりで和風になります。

心臓疾患(心不全), 腎臓疾患(浮腫), 肝臓疾患(腹水)

心臓・腎臓・肝臓疾患の医学	76
医師:工藤秀機(文京学院大学)	

栄養食事療法	85
管理栄養士:河原和枝(川崎医科大学附属病院)	

食事計画｜献立例	94
管理栄養士:市川和子(川崎医科大学附属病院)	
三輪 恵(川崎医科大学附属病院)	

組合せ料理例	122
管理栄養士:河原和枝(川崎医科大学附属病院)	
鈴木淑子(川崎医科大学附属病院)	

心臓・腎臓・肝臓疾患の医学

Ⅰ．心臓・腎臓・肝臓疾患の概要

❶ 心臓疾患：心不全とはどのような病態か

心筋の収縮力が低下し，各臓器や組織にうっ血をきたした状態をいいます。心不全ではレニン・アンギオテンシン・アルドステロン系が亢進するので，体内に水分や塩分の貯留が起こりやすくなります（図1）。

特に肺循環系にうっ血が強く現れた場合を左心不全と呼び，大循環の静脈系にうっ血が強く現れた場合を右心不全といいます。

1．左心不全と右心不全

① 左心不全

左心不全とは，主に左心室からの拍出量が減少するため，通常の動脈血流出ルートの上流に位置する左心房・肺循環系がうっ滞して，肺うっ血，肺水腫をきたした状態をいいます（図2）。このため，仰臥位[*1]よりも座位で呼吸することの方が呼吸困難が軽減するという起座呼吸症状が現れるほか，心臓喘息といわれる咳発作，血痰，チアノーゼ[*2]など肺の換気障害に基づく症状が見られるようになります。

② 右心不全

右心不全は，通常左心不全の後に出現することが多く，右心室の機能低下により，右心室に流入する静脈血がうっ滞することで，体循環の静脈系全体にうっ血をきたした状態をいいます（図2）。したがって，胃腸のうっ血に

[*1] あおむけに寝た状態。

[*2] うっ血により，該当部位が青紫になった状態。血液中の酸素が減り，二酸化炭素が増えたために認められる現象。

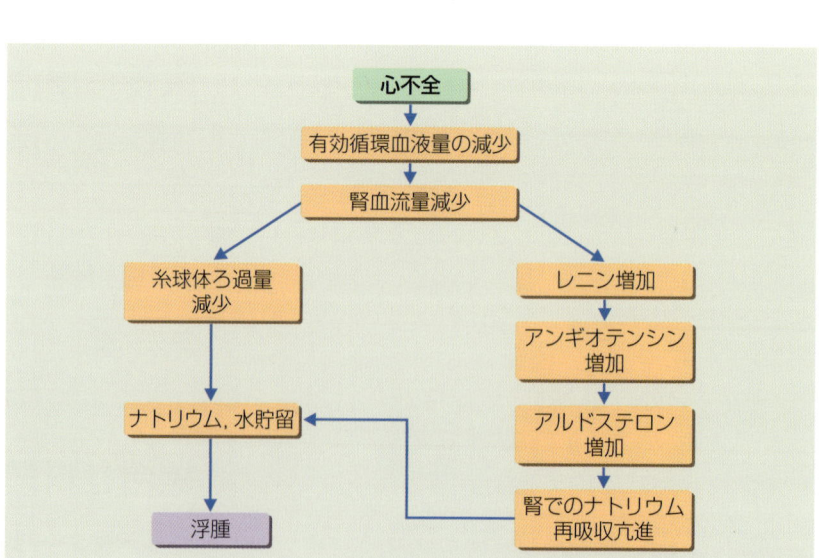

図1　レニン・アンギオテンシン・アルドステロン系と浮腫発症との関連

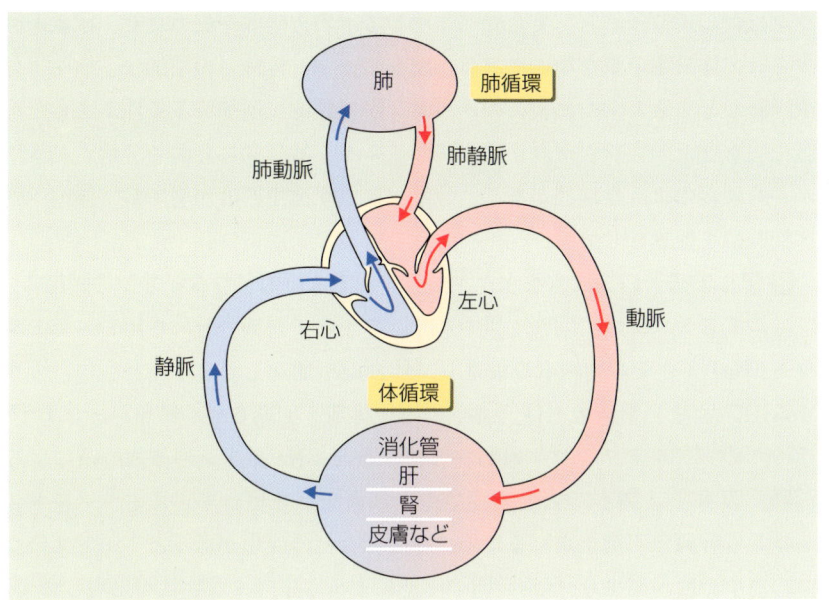

図2　肺循環と体循環

よる食欲不振や吐き気，下半身の浮腫，肝臓のうっ血による腹水，腎静脈うっ血による尿量減少などの症状が見られます。

2．心不全発症の原因

高血圧，大動脈弁・僧帽弁[*3]障害からくる弁膜症，心筋症，心筋炎，虚血性心疾患，糖尿病，アルコール中毒，ビタミンB_1不足による脚気心[*4]など慢性的心負荷の持続が心不全の原因となります。

3．心不全を悪化させる要因

心筋への栄養供給不足と酸素供給不足は，心不全悪化の重要な因子になります。血清アルブミンの低下，貧血が主な因子ですが，ほかに重篤な呼吸器感染症や脱水，過労なども悪化の要因になります。

❷ 腎臓疾患に伴う浮腫の特徴

腎疾患では，全身性浮腫の形をとります。全身性浮腫の約60％を心性浮腫と腎性浮腫が占めていて，臨床的重要度と疾患頻度という観点から見ると心不全に次ぐ発症頻度となっています。腎疾患に伴う浮腫は，過剰な体内水分の貯留とナトリウムイオンの貯留に基づくものです。

1．腎における水分とナトリウムイオンおよびカリウムイオンの調節

❶ 抗利尿ホルモンによる水の調節

腎は水の排泄に主要な役割を演じていますが，体内の水分を尿として体外に排泄する過程でさまざまな調節を受けています。代表的なものは抗利尿ホルモン（バゾプレシン）による調節で，下垂体後葉から分泌されたバゾプレ

[*3] 心臓の左心房と左心室との境にある弁で，2枚の弁膜からなり二尖弁（にせんべん）ともいう。形が大僧正の帽子に似ているので，この名称がある。

[*4] ビタミンB_1欠乏症により起こる脚気症状のうち循環器系に現れた病像を脚気心という。心筋がおかされることで，動悸や息切れが現れ，進行すると致命的心不全をきたす。

シンは腎の遠位尿細管，集合管に作用して水の再吸収を促進させ，尿量を減少させて体液水分量を増加させる作用をします。体液量の増加は，血圧上昇や浮腫などをきたすため，このホルモンが持続的に増加する条件があると浮腫や腹水などの症状が現れます。このホルモンは容易に肝臓で分解されますが，肝硬変のような病態があると分解が進まず血中濃度が増加し，体内への体液貯留を促進させます。

2 アルドステロンによる水とナトリウムおよびカリウムイオンの調節

アルドステロンは，副腎皮質ホルモンの1つで腎集合管に作用し，ナトリウム（Na）イオンの再吸収を促進して体液の増加をもたらすとともに，カリウム（K）イオンや水素（H）イオンの尿中排泄を促進させる働きがあります。このため，アルドステロン過剰状態になると，Naイオンの体内貯留による浮腫，腹水[*5]，胸水[*6]などの症状や，高血圧症を呈してきます。アルドステロンも肝臓で不活化されるため，肝硬変などの疾患があるとアルドステロンの血中濃度が高まり，体液貯留の亢進によるさまざまな症状が出現します。

アルドステロンは，レニン・アンギオテンシン・アルドステロン系を形成する一連のホルモンでもあるので，腎疾患による高レニン血症やメタボリックシンドロームなどに伴う高アンギオテンシノーゲン血症によってもその作用が増強され，高血圧や体液貯留が増加します。

①ナトリウムイオンの増加

体液中のNa量が過剰になっても，浸透圧調節機序によって，通常はNa濃度が上昇することはないのですが，Naの増加以上に水分の増加が大きい場合は，細胞外液量が増加し浮腫を生じます。心不全や肝硬変，腎不全などの疾患で認められることがあります。この場合には水分摂取を制限することが最も重要になります。

②カリウムイオンの増加

Kの体内貯留は，K摂取の過剰によるというよりは，K排泄の低下による場合がほとんどです。腎不全によるろ過減少でK排泄が低下する場合や，アシドーシスによるK排泄低下の場合などに認められます。高K血症は筋力低下や意識障害をきたしますが，最も危険な症状は，心筋障害による心臓麻痺です。血清K濃度が7 mEq/lを超えて上昇するときは，心電図でも先鋭化した増高T波が出現しますが，進行すると不整脈や心室細動を生じる危険性があるので，緊急的な対応が必要になります。アルカリ塩の静注，グルコース・インスリン液の持続注射などの処置がなされるのが普通です。

❸ 肝臓疾患：浮腫・腹水をきたす疾患

肝臓疾患で浮腫や腹水を伴うのは，肝硬変非代償期に見られる浮腫と腹水の場合です。肝臓におけるアルブミン産生低下に，続発する有効循環血液

[*5] 腹腔内に貯留した液体。大量に貯留すると腹部は膨隆して波動性を示す。

[*6] 胸腔内に貯留した液体。体液貯留亢進などの病態が背景にある場合に出現しやすい。

表1　チャイルド・スコアーによる肝硬変の重症度分類

	スコア		
	1	2	3
脳症	(－)	1または2度	3または4度
腹水	(－)	軽度	中等度
血清ビリルビン	≦2 mg/dl	2.1～3 mg/dl	≧3.1 mg/dl
血清アルブミン	≧3.6 g/dl	2.8～3.5 g/dl	≦2.7 g/dl
プロトロンビン時間	≦4秒延長	4.1～6秒延長	≧6.1秒延長

＊チャイルド Grade A：スコア5～6，B：スコア7～9，C：スコア10～15

量の低下が浮腫発生に関与しています。また，門脈圧の亢進を伴う場合には，特に腹水が顕著になります。ほかにアルドステロンやバゾプレシンが，肝で容易に不活化されないために，体内水分貯留が亢進して浮腫や腹水を増悪させます。

肝硬変症は，主として肝細胞機能不全の病態に基づいて，代償性肝硬変と非代償性肝硬変に分類されます。

非代償性では，黄疸，腹水，浮腫，肝性脳症などが見られるほか，門脈圧亢進の症状である食道胃静脈瘤が破裂した病態が現われます。通常，腹水が明らかに出現する前に下腿浮腫を見ることがあります。これらの症状が出現するときには，血清アルブミン濃度の著明な低下やプロトロンビン時間の明らかな延長，血中アンモニア濃度の上昇などが見られます。

Child-Pugh（チャイルド-ピュー）[*7]分類は，このような病態を総合した臨床上有用な肝硬変の重症度分類として広く使用されています（表1）。

II. 心臓・腎臓・肝臓疾患の検査と診断

❶ 心臓疾患：心不全の検査と診断

1．診断に関連する心不全症状

❶ 心拍出量減少に基づいた全身症状として，易疲労感，脱力感があります。また客観的な所見としてチアノーゼ，四肢冷感が見られます。

❷ 心拍出量減少による脳循環障害に基づいた症状は高齢者に現れやすく，記銘力や集中力の減退，睡眠障害，意識障害などの症状として現れます。

❸ 血流のうっ滞に基づいた症状には，左心不全症状と右心不全症状があります。

＊7 米国の臨床医 Child CG と Pugh が考案した分類法。この分類は肝硬変の重症度を判定する際によく用いられている。チャイルド GradeC の場合には，非代償性肝硬変そのものであり，肝細胞癌や食道静脈瘤などの手術や積極的な治療は難しいとされる。

表2　ニューヨーク心臓協会（NYHA）心機能分類

機能分類 functional capacity
　クラスⅠ　心疾患を有するが，身体活動に制限はなく，通常の身体活動では疲労，動悸，呼吸困難，狭心痛を生じない。
　クラスⅡ　心疾患のために，身体活動に少しの制限はあるが，安静にすると楽に生活できる。通常の身体活動で疲労，動悸，呼吸困難，狭心痛を生ずる。
　クラスⅢ　身体活動に強い制限のある患者であるが，安静にすると楽に生活できる。通常以下の身体活動で疲労，動悸，呼吸困難，狭心痛を生ずる。
　クラスⅣ　心疾患を有し，いかなる身体活動をするときにも苦痛を伴う。心不全，狭心症徴候が安静時にも認められることがある。いかなる身体活動によっても苦痛が増強する。

客観的判断 objective assessment
　A．心血管疾患が他覚的には認められない。
　B．他覚的に軽微な心血管疾患が認められる。
　C．他覚的に中等度の心血管疾患が認められる。
　D．他覚的に高度の心血管疾患が認められる。

（Nomenclature and Criteria for Diagnosis of Diseases of the Heart and Great Vessels, 9th ed. The Criteria Committee of the New York Heart Association, 1994）

① 左心不全症状：労作時息切れ，呼吸困難は，最も初期の症状であることが多く，次第に軽い労作でも出現するようになり，進行性です。安静時でも生ずる呼吸困難は，起座呼吸あるいは発作性夜間呼吸困難（心臓喘息発作）と呼ばれ重症です。

② 右心不全症状：浮腫は当初下腿や踝に現れ，進行すれば胸水，腹水として貯留する場合もあります。臥床しているときには，背部，仙骨部に浮腫が発生するので注意が必要です。

④消化管うっ血に基づいた症状は，食欲不振，吐き気，腹部膨満感などの消化器症状が見られます。

2．心不全の重症度

自覚症状から重症度を判別するニューヨーク心臓協会（NYHA）の心機能分類（表2）が，臨床の場でよく用いられていますが，最近では客観的判断項目も取り入れて評価されるようになっています。

クラスⅠからⅣに上がるにつれて心不全は重症になります。心不全による年間死亡率は，NYHAクラスⅡで5～10％，クラスⅢで10～20％，クラスⅣで20～50％といわれています。

❷ 腎臓疾患：浮腫の検査と診断

1．診断に関連する浮腫の症状

腎疾患などでわずかの水分貯留が起きると，体重の増加として現われますが，いわゆる皮膚圧痕の所見は認められません。このようなものを潜在性浮腫といいますが，病的水分貯留が始まっている重要な徴候なので，体重計測

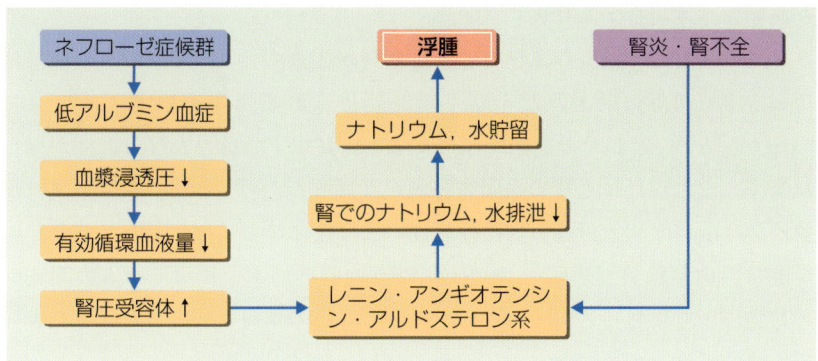

図3　腎疾患に伴う浮腫の発生機序

は浮腫の早期発見に欠かせないといえます。皮膚圧痕が認められた段階では，水分貯留により体重が5％以上（2～3 kg以上）増加していることを意味します。

　全身性浮腫のうち，心性浮腫では下腿前面に浮腫を生じやすく，腎性浮腫の場合は顔面（特に上眼瞼）に多く見られるという特徴があります。浮腫発生のメカニズムとして，急性糸球体腎炎症候群や腎不全では腎からのナトリウムと水の排泄が滞り，全身性の浮腫をきたします。

　一方ネフローゼ症候群では，低アルブミン血症による血漿浸透圧の低下から，循環血漿量の低下をきたし，腎のレニン活性を高めて，レニン・アンギオテンシン・アルドステロン系を亢進させ，全身性の浮腫をきたします（図3）。

　浮腫をきたす腎疾患として，①急性糸球体腎炎症候群（急性糸球体腎炎），②腎不全（急性・慢性），③ネフローゼ症候群が代表的な3病態です。

2．腎性浮腫に関連する検査異常

　腎機能障害に起因した浮腫には，糸球体ろ過量の低下に伴う水，ナトリウムの貯留が原因となる場合と，高度の尿中たんぱく漏出に起因する低アルブミン血症から血漿膠質浸透圧の低下をきたしたことが原因となる場合の2通りがあります。

　前者の場合は，急性糸球体腎炎あるいは慢性糸球体腎炎の経過中に見られるもので，尿検査で軽度のたんぱく尿もしくは血尿が認められます。糸球体ろ過量が低下するためクレアチニンクリアランスも低下しますし，循環血漿量増加に伴う血圧上昇も観察されます。この場合はナトリウムも貯留するので高ナトリウム血症を伴うはずですが，むしろ血漿ナトリウム濃度は正常か，ときにやや低下を示す場合が見られます。これは水の貯留の方が顕著なため血漿中のナトリウムが希釈されるからです。そのため一部にレニン・アンギオテンシン・アルドステロン系が亢進しているものもあり，血清レニン活性

が高値を示す場合があります。

後者の場合は，高度のネフローゼ症候群が代表的です。ネフローゼ症候群では，1日3.5 g以上のたんぱく尿が認められるほか，血清アルブミン3.0 g/dl以下，もしくは血清たんぱく6.0 g/dl以下の低たんぱく血症が見られます。それ以外にも肝での脂質合成が亢進するため，血清コレステロール値が250 mg/dl以上の脂質異常症を伴います。ネフローゼに見られる著しい浮腫は，血漿膠質浸透圧[*8]の低下に伴う血管内の水，ナトリウムの間質への移動により生じるもので，循環血液量は前者の場合と異なりむしろ減少しています。

❸ 肝臓疾患：腹水の検査と診断

1．腹水検査

腹腔内に1l以上の液体が貯留すると臨床的に腹水と診断できます。腹水を認める疾患としては，悪性腫瘍，肝硬変のほか，ネフローゼ症候群，うっ血性心不全などがあるので，肝性腹水であることを確認するには，腹水の性状分析と，細胞診検査を行います。

腹水の化学的性状から漏出液と滲出液に分けられ，漏出液は，機械的原因による血液からのろ過成分からなり，淡黄色透明で非炎症性，比重1.015以下，たんぱく質2.5 g/dl以下です。

滲出液は，炎症あるいは腫瘍に由来するもので，外観上は混濁し，血性[*9]ないし乳糜状[*10]です。性状は比重1.018以上，たんぱく質4.0 g/dl以上で，細胞成分に富みます。この場合，細胞診で腫瘍細胞が認められれば消化器がんなどに伴うがん性腹水であると判断されます。

腹水が漏出液で血清アルブミン値が著しく低ければ，肝硬変かネフローゼによる腹水が考えられます。その上で血清コレステロール値が高値であればネフローゼによる腹水，低値であれば肝硬変による腹水と判断されます。

2．肝性腹水の診断

肝臓疾患に腹水を伴う病態は非代償期の肝硬変症に認められますが，ときに進行した肝・胆がんの場合にも見られることがあります。しかし，通常は肝硬変症に合併したものが多く，その発症には血清アルブミン濃度低下による血漿膠質浸透圧低下，門脈圧亢進に伴う血管透過性亢進，アルドステロンおよびバゾプレシン増加など複数要因の関与が知られています。背景に肝硬変などの肝臓疾患があり，腹水が認められた場合に，腹水の性状と合わせてこれらの要因が存在すれば，肝性腹水と診断されます。

[*8] 細胞膜など半透膜の両側に溶液と溶媒とを置いたとき，膜の両側に表れる圧力差のことを浸透圧という。血漿膠質浸透圧を調節する溶媒は主にアルブミンである。血漿アルブミン濃度が低下すると浸透圧差により，血管内の水とナトリウムなどが間質に移動する。

[*9] 滲出液に血液が混ざったものを血性滲出液という。血液量にもよるが外観上，赤色に見える。

[*10] 腸壁から吸収された脂肪の小粒のため乳白色となったリンパ液を乳糜という。滲出液にこの乳糜が混入した状態を乳糜状と表現する。

Ⅲ. 心臓・腎臓・肝臓疾患の治療

❶ 心臓疾患：心不全の治療

1．基礎となる疾患を改善する

　基礎となる疾患を診断し，弁膜症，先天性心疾患，急性心筋梗塞などが認められた場合は，外科的に原因を取り除くことも考慮されます。

2．増悪因子（感染，高血圧など）予防あるいは早期の除去

　心不全は，時に呼吸器感染症などをきっかけに増悪することがあり，またナトリウムや水の過剰摂取により心不全の増悪をきたすことがあるので，これら心不全の誘因，増悪因子を予防し，仮に生じた場合には速やかに除去する必要があります。

3．心不全状態にあるときの日常生活上の管理

　食事中の食塩制限（1日3〜7g），過剰な水分摂取の回避（ことに低ナトリウム血症の場合），アルコールの制限（日本酒なら1日1合以内）が日常生活の中ですすめられます。そのほか肉体的，精神的安静，肥満の防止など各人の社会的背景や活動状況にも配慮し，症状や重症度に応じたきめ細かな対応が必要になります。

4．NYHA分類から見た治療方針

　❶NYHA機能分類クラスⅠに相当する場合の治療方針は，禁煙，肥満の解除，脂質異常症や高血圧の是正など心不全の危険因子，増悪因子を除去することが基本になりますが，薬物療法として心不全の発症，進展予防を目的にACE阻害薬治療が推奨されます。

　❷NYHA機能分類クラスⅡ度以上になると，身体活動およびナトリウム摂取の制限に加え，利尿薬，血管拡張薬，ジギタリス製剤の中からそれぞれ状態に応じて選択的に，あるいは併用して投与されるのが一般的な治療方法になります。

5．栄養食事療法

　基本的には，低エネルギー食，比較的高たんぱく質食（70g/日程度）となりますが，浮腫や腹水などの症状があれば食塩制限食とします。

❷ 腎臓疾患：浮腫の治療

1．腎疾患に伴う浮腫や高血圧，電解質異常などに対する治療

　❶急性糸球体腎炎症候群の発症初期は，入院安静と栄養食事療法（食塩・たんぱく制限）に徹し，利尿薬と降圧薬を中心に対症療法を行います。

　❷腎不全期の管理としては，窒素代謝産物，水・ナトリウム，カリウム

の蓄積とそれらによる症状の軽減を図る目的で，低たんぱく，減塩，カリウム制限食を行います。水・ナトリウムの貯留による体重増加，浮腫，高血圧，心拡大などの症状を認めるようであれば，利尿薬により食塩や水の尿中排泄促進を試みます。カリウム制限食にもかかわらず血清カリウム値が上昇する場合には，カリウムイオン交換樹脂を投与します。栄養食事療法や薬物療法で腎不全の管理ができないときには，透析療法を開始しますが，具体的には肺水腫，著しい高カリウム血症やアシドーシス，尿毒症性心外膜炎，吐き気，嘔吐などの消化器症状，中枢神経症状，出血傾向などが出現したときに直ちに透析療法を開始します。

3 ネフローゼ症候群では入院安静と栄養食事療法がきわめて大切です。特に，食事については，浮腫，高血圧の認められる場合，食塩制限と水出納バランスの維持に努めなければなりません。かつては，十分なたんぱく質摂取が必須とされましたが，これによる血清たんぱくの増加もなく，さらにはたんぱく質過剰摂取が糸球体障害を促進することが明らかになっているので，たんぱく質は腎機能障害の程度に応じて制限します。

4 薬物療法として副腎皮質ステロイド，免疫抑制薬，抗血小板薬，抗凝固薬などが単独あるいは併用で用いられます。最近ではACE阻害薬とアンギオテンシン受容体拮抗薬の腎保護作用が注目されており，本症候群でも使用されることがあります。

❸ 肝臓疾患：腹水の治療

1．浮腫，腹水に対する対症療法

非代償性肝硬変治療の一環として腹水対策がとられます。この時期は必ず入院させ，当初は絶対安静とし，食欲不良，腹部膨満などが強い場合にはブドウ糖などの点滴を行います。

腹水，浮腫の治療は，安静，減塩食，飲料水の制限を行いますが，これによりかなりの例で腹水，浮腫の消失が見られます。それでもなお腹水が減退しないときには，少量の利尿薬から投与を開始します。実際には電解質，特にカリウムに注意しながら抗アルドステロン薬（アルダクトンA®），ループ利尿薬（ラシックス®）などを単独あるいは併用で用います。短期的にアルブミン製剤の静脈内投与を行って利尿効率を上げる場合もあります。なお急激な利尿により肝性昏睡や消化管出血などが誘発されることがあるので徐々に利尿を図ることが重要です。

これらの治療法によっても依然として腹水の貯留が著明で，強い場合には，腹水穿刺により腹水を徐々に体外に排液するなどの処置をとります。

栄養食事療法

Ⅰ. 栄養食事療法の考え方

❶ 心不全

　心不全は，虚血性心疾患，高血圧性心疾患，弁膜症，心筋症などが原因で心臓のポンプ機能が障害され，末梢組織へ十分な血液供給ができない状態をいいます。したがって，栄養食事療法の目的は，心臓の負担の軽減，末梢の浮腫の減少，呼吸の改善，全身的な栄養状態の改善をすることにあります。

1．食塩制限
　栄養食事療法では食塩制限が最も重要です。食塩の成分であるナトリウムのとり過ぎは，循環血液量を増加させ，肺，全身の浮腫を生じます。さらに食塩の多い食事は過食になりやすく，心臓に負担をかけることにもなるので，この点からも食塩への注意が必要です。

2．水分の管理
　尿量が減少するのは好ましいことではないので，重症時以外では，口渇に応じて前日の尿量分までの飲水は可能です。浮腫を伴う低ナトリウム血症がある場合，水分量を 500 〜 1,000 ml/日に制限します。

3．適正なエネルギー摂取
　重症の心不全では，心臓の安静をはかるため，初期は絶食とし，末梢輸液を投与します。安定してくると食事を開始しますが，一般的に低エネルギー食とします。病状の改善に従ってエネルギー量をアップしていきます。

4．良質たんぱく質の摂取
　食欲不振，たんぱく尿，肝機能障害によるたんぱく質吸収不全などで低たんぱく血症，特にアルブミンの低下に陥りやすくなります。浮腫の抑制，全身状態改善のために，腎障害がない限り消化吸収のよい良質たんぱく質を適切に補給します。

5．脂質の質の考慮
　心不全の多くは高齢者で，虚血性心疾患から心不全になっている場合も多いため，全身の動脈硬化に配慮し，脂質の脂肪酸比率も考慮します。

6．そのほかミネラル類の適正な補給
　カリウム喪失系利尿剤[*1]を併用しているときは脱水によって心拍出量が低下したり，ナトリウム，カリウム，マグネシウムなど電解質の喪失が生じやすくなったりするため，血液検査データを確認しながら慎重に対応します。

*1 ループ系利尿剤，サイアザイド系利尿剤などがある。

7．分割摂取
　食事摂取そのものが内臓血流量増加という負荷をかけることになるので，消化のよい食事とし，病状に応じて1回の食事量を減らし，回数を増やすこ

ともあります。

❷ 腎臓疾患（浮腫）

本巻ではむくみに対する栄養食事療法をまとめることになっているので，ここでは，ネフローゼ症候群に対する栄養食事療法について述べます。腎不全期等のむくみについては，本シリーズ2巻を参照してください。

ネフローゼ症候群に対する栄養食事療法は，日本腎臓病学会が提案した腎臓病食事療法のガイドライン[*2]に沿って，治療に対する反応が良好な微小変化型ネフローゼ[*3]とそれ以外のネフローゼを分けて考えます。

1．薬剤反応性がよく糸球体硬化の生じない微小変化型ネフローゼ

食塩制限が重要であり，たんぱく質は健常人と同等とします。食塩制限の目的は，浮腫の軽減と血圧コントロールです。水分は高度の難治性浮腫がある場合は制限することもあります。

2．微小変化型以外のネフローゼ

食塩制限とともにたんぱく質の制限をします。食塩制限の目的は浮腫の軽減と血圧コントロールです。たんぱく質制限は浮腫の軽減，糸球体障害の抑制等です。水分は高度の難治性浮腫がある場合は制限することもあります。

❸ 肝臓疾患（腹水）

腹水は，肝硬変において発症する非代償症状です。腹水があるとおなかが張る，疲れやすい，息苦しいなどの症状が現れ，食事摂取量が低下する一方，エネルギー消費量は増加するため，低栄養状態に陥りやすくなります。

1．食塩制限

腹水の軽減が目的です。しかし，厳し過ぎる食塩の制限は，食事摂取量を減らし，かえって栄養状態を悪化させるので注意が必要です。カリウム喪失系利尿剤が用いられているときには，低カリウム血症を起こさないように注意します。

2．良質たんぱく質の適正な摂取

腹水が出現しているときは肝性脳症を合併していることが多く，その場合はたんぱく質を制限します。腹水の原因として低アルブミン血症が考えられる場合は，分岐鎖アミノ酸[*4]の補充を主とした栄養食事療法を行います。

3．適正なエネルギー摂取

肝疾患では安静時エネルギー消費量は，個人によりばらつきが大きいので，間接エネルギー測定が推奨されています。不可能ならば25〜35 kcal/kgを目安にします。

4．食物繊維の摂取

便秘は腸管でのアンモニア産生を助長し，高アンモニア血症の誘因ともな

*2 日本腎臓学会：腎疾患患者の生活指導・食事療法に関するガイドライン，1997

*3 突然に（数日〜2週間）高度のたんぱく尿をきたしネフローゼ状態に陥る疾患。小児から若年に発症することが多いが，全年齢層で認められる。

*4 バリン，ロイシン，イソロイシンを総称している。筋肉内でエネルギー源として利用されやすい性質をもっている。肝硬変では血中の分岐鎖アミノ酸の割合が低下し，芳香族アミノ酸（フェニルアラニン，チロシン）が増加する。

るので食物繊維を十分摂取して予防します。

5. ビタミンの十分な補充

肝硬変ではビタミン欠乏が一般的であり，食事でとりにくい場合は総合ビタミン剤による補給が必要です。

Ⅱ. 栄養基準（栄養補給）

❶ 心不全

1. 食塩の制限

重症の場合は3g以下としますが，一般的には6g前後とします。

2. 水分制限は病態や利尿剤の投与状況に応じて行う

中等症では1,000〜1,200 mL/日以下，重症では800〜1,000 mL/日以下を目安とします。

3. エネルギー量

必要エネルギー量は，25〜30 kcal/kgを目安とします。その際，浮腫を肥満と勘違いしないようにしなければなりません。病期によっては，必要栄養量を満たしていない場合があるので，濃厚流動食を上手に利用することも必要です。

4. たんぱく質，脂質，炭水化物，ビタミン，ミネラル類

たんぱく質は，1.0〜1.2 g/kgを目安とし，良質たんぱく質を選択します。脂質はエネルギー比20〜25％とします。ビタミン，ミネラルは「日本人の食事摂取基準」に準じます（表3）。

表3　うっ血性心不全の栄養基準例（1日あたり）

	食塩(g)	水分(mL)	エネルギー(kcal/kg)	たんぱく質(g/kg)	脂質(エネルギー比)	炭水化物(エネルギー比)
軽症	7〜10	通常は制限なし	30前後	1.0〜1.2	20〜25％	60％前後
中等症	5〜6	1,000〜1,200	30前後	1.0〜1.2	20〜25％	60％前後
重症	3以下	800〜1,000	30前後	1.5	20〜25％	60％前後

❷ 腎臓疾患（浮腫）

1. 薬剤反応性がよく糸球体硬化の生じない微小変化型ネフローゼ（表4）

❶ 食塩

食塩は病状により制限します。著明な浮腫があれば0〜4 g/日の範囲としますが，浮腫が軽減すれば6〜7 g/日を目安にします。また利尿期に入れば食塩制限が低ナトリウム血症をきたし，かえって危険なこともあるので

注意が必要です。

　2 たんぱく質

　　たんぱく質は 1.0～1.2 g/kg とします。尿中にたんぱくが排泄されていても 1 日の摂取量に 1 日尿中排泄量を追加することはしません。

2. 微小変化型ネフローゼ以外のネフローゼ症候群(表 4)

　1 食塩はまず 5 g/日で開始し，浮腫，高血圧などの病状により変更します。

　2 エネルギー量は 35 kcal/kg とします。

　3 たんぱく質は，0.8 g/kg を目安とします。

　4 脂質は，総エネルギー中に占める割合を 25～30％ にします。

表 4　ネフローゼ症候群の栄養基準

	総エネルギー (kcal/kg/日)	たんぱく質 (g/kg/日)	食塩 (g/日)	カリウム (g/日)	水分
微小変化型ネフローゼ以外	35	0.8	5	血清カリウム値により増減	制限せず*
微小変化型ネフローゼ	35	1.0～1.2	0～7	血清カリウム値により増減	制限せず*

*高度の難治性浮腫の場合には水分制限を要する場合もありうる。　　　　　(p.86 *2 文献より)

❸ 肝臓疾患（腹水）

1. 食塩制限

　5～7 g/日を目安とします。重度の腹水では 3 g/日以下にすることもあります。

2. エネルギー

　肝疾患では安静時エネルギー消費量は個人によりばらつきが大きく，25～35 kcal/kg を目安とします。

3. たんぱく質

　たんぱく質を 0.5～1.0 g/kg に制限します。分岐鎖アミノ酸補充治療や肝不全用経腸栄養剤を使用する場合は，その分食事からのたんぱく質やエネルギーの供給を少なくします。

4. 食物繊維

　20 g/日程度を目安とします。

5. 水　分

　腹水があり，食塩制限や利尿剤の効果が十分でない場合には制限が必要です。食事以外の飲水を 500～1,000 ml/日に制限します。しかし，過度の飲水制限は血清アンモニアの上昇をきたしやすいため，状況を確認しながら進めなければなりません。

Ⅲ. 栄養食事療法の進め方

❶ 心不全

　心不全の状態によって，栄養食事療法の中身も変更されるので，そのつど適切に対応します。重症期には消化管のうっ血などにより食欲が低下している場合が多いので，嗜好をできるだけ取り入れ，限られた食塩量でもおいしく食べられるよう工夫し，減塩食品を上手に使用するなどして食欲を損なわないようにします。また，必要栄養量が摂取できない場合は濃厚流動食で補うことも必要です。この場合は1mlで1.5〜2kcalのものを使用し，なるべく水分の増加をおさえます。中等から軽症期では食塩制限を中心にして，できるだけ多種類の食品を使用し，バラエティに富むものとします。

❷ 腎臓疾患（浮腫）

　食塩制限は，心不全と同様の考え方で進めます。また，たんぱく質が制限されている場合はできるだけたんぱく価*5の高い良質たんぱく質を使用します。

*5 アミノ酸スコアともいう。人に必要な各必須アミノ酸量を100%（基準値）とし，その食べ物にそれぞれどのくらい含まれているかで栄養価を判定する方法。

❸ 肝臓疾患（腹水）

　一般的に食欲が低下していることが多いため，嗜好を尊重しながら進めることが大切です。肝硬変では，塩味，甘味，酸味の閾値が高くなるとの報告もあるため，刺激のある香辛料などを適宜利用し，食欲を亢進させることも1つの方法です。

Ⅳ. 食事計画（献立）の立て方

❶ 心不全

1. 献立の立て方

　❶食欲不振，悪心があり，胃腸症状を伴う時期は，消化しやすい調理形態で1日5〜6回の頻回食とします。中等〜軽症期は1日3回食でよいでしょう。

　❷1日のエネルギー量を朝食・昼食・夕食・間食に配分し，あらかじめ目安を立てておきます。

　❸次に，主食，主菜を決め，添える野菜類や副菜を決めます。調理法に

表5 減塩食をおいしく食べる調理法

1. 酸味を生かす（酢の物，ゆず・すだち・レモンなどの酸味）
2. 香味野菜，香辛料を利用する（ねぎ，しゅんぎく，にんにく，しょうが，みょうが，からし，わさびなど）
3. こげ風味を利用する（焼き魚，肉は程よい焼き加減で）
4. 食材のもち味を生かす（新鮮な食材，うす味にすることで食材の味を引き立てる）
5. 油の風味を利用する（フライ，てんぷら，バター焼き，ごま和え，ピーナッツなど）
6. 表面に味を集中させる（おにぎり，焼き魚，ステーキなど）
7. 味をからめる（水溶きかたくり粉，ホイル焼き，含め煮など）
8. 味付けに濃淡をつける

は焼く，煮る，蒸すなどを使用しますが，落ち着いてくれば揚げ物も可能です。また，味も甘味，酸味，辛味，苦味，香味などがあり，組み合わせを変えることでいろいろな味が楽しめます。

❹1日に使用する食塩を3等分に配分します。使用量が少ないので，少ない食塩でおいしく調理できる工夫（表5）や，食塩調整用食品（p.93 表8）を上手に取り入れます。

❺心臓，消化器系の負担を軽減するため，脂肪分の少ない魚・肉類，卵，大豆製品，牛乳などの良質たんぱく質を含む食品を使用し，消化しやすい形で提供します。

2. 献立作成のポイント

❶減塩食をおいしく食べる調理法をふんだんに取り入れます。漬物，練り製品，塩乾物等はなるべく控えますが，ときには梅干しやのりつくだ煮などを和え物や酢の物などに風味付けに用いて変化をもたせます。

❷油脂類は植物性油を使用し，特に，食欲がないときには揚げ物は避け，消化のよい乳化した状態（マヨネーズ）で使用します。

❸腸内で発酵しやすい食品は避けます。

❹カリウム喪失系利尿剤を服用している場合，野菜，果実の摂取を増やし，低カリウム血症にならないように注意します。ただし，腎機能が低下している場合は状況に応じて制限します。

❷ 腎臓疾患（浮腫）

頻回食の必要はありませんが，献立の立て方は心不全の場合に準じます。

❸ 肝臓疾患（腹水）

心不全に準じ作成します。

V. 栄養教育

❶ 心不全

1. 基本的考え方
　栄養食事療法を継続していくためには，当人の努力はもちろんですが，家族の協力も不可欠です。できるだけ家族に同席してもらい栄養指導を行いましょう。年齢，性別，性格，病気に対する知識などを十分に考慮し，日常生活における食事の問題点をみつけ，どう改善するかについてともに考え，具体的な指導を展開することが重要です。

2. 指導のポイント
・1日の摂取栄養量，特にエネルギー，食塩摂取量，水分量などを把握し，問題点をみつけます。その後，なぜ栄養食事療法が必要か本人の病態と関連づけ，また，今後の予防的意味も込めて動機付けを行います。

・退院に向けた指導時には，味付けや量などを病院食と比較することで自覚してもらい，1日に摂取できる量とそこまで減らすためには具体的に何をどう減らせばよいのかなどを一緒に考えていきます。

・調味料類の食塩含有量（p.93）や食塩含有量の多い食品（p.25 表 15 参照）について，プリントや市販のガイドブックなどを用いて理解を深めてもらいます。食塩含有量の多い食品については，単に禁止するのではなく，少量を上手に使用することが可能であることも含めて説明します。

・うす味でもおいしく食べられる調理法，味付けの工夫，減塩のための治療用食品を紹介します。

・栄養状態の指標となる検査値の変化，投薬内容なども把握しておき，副作用にも注意します。

・外食が多い人には外食の食べ方についても紹介します。

・アルコールの多飲や喫煙がある場合には，医療者が協力して節制することの意義を理解してもらいます。

❷ 腎臓疾患（浮腫）

1. 基本的考え方
　ネフローゼ症候群は，高度のたんぱく尿，低たんぱく血症，脂質異常症，浮腫などが出現しますが，発症に至った経緯や投与されている薬剤など，症状によりかなり状態が異なります。しっかり病態を把握してから開始します。比較的若い年齢での発症が多く，長期間の治療となるため，疾患についてどの程度の知識を得ているか，性格，環境などを十分確認し，なぜ栄養食事療

法が必要かの説明を理解してもらい，より具体的な指導を展開することが重要です。

2. 指導のポイント

・1日の摂取栄養量，特にエネルギー，食塩摂取量，水分量などを把握し，問題点をみつけます。

・検査値の動き，投薬内容なども把握しておき，副作用にも注意します。特に，ステロイド剤*7の使用が食欲を亢進することも多いので，それに対するアドバイスが必要な場合もあります。

・浮腫の軽減や予防の点から食塩制限の重要性を理解してもらい，生活スタイルに合わせて，心不全の項で記述したような内容について指導します。

*7 ステロイドホルモンを配合した薬品のこと。ホルモン作用をもつステロイドはステロイドホルモンと呼ばれ，体内では大部分が副腎皮質から分泌される。

❸ 肝臓疾患（腹水）

1. 基本的考え方

　肝硬変の代償期・非代償期の状態により，たんぱく質の適正量は異なります。特に腹水が生じやすくなる肝硬変非代償期では，食欲低下していることを意識し，栄養状態や病状（低アルブミン血症，高アンモニア血症，フィッシャー比の低下，腹水，消化管出血）によって，栄養食事療法が変化することを十分説明し理解してもらうことが必要です。特に，非代償期になると確実に病気は進行することを念頭においておき，食事や生活上の問題点や悩みについて，継続的にいつでも気軽に相談できる雰囲気づくりを心がけます。

2. 指導のポイント

・分岐鎖アミノ酸製剤や肝不全用経腸栄養剤を服用している場合は，分岐鎖アミノ酸の役割を十分理解してもらいます。また，肝不全用経腸栄養剤は飲みにくさを訴える人が多いので飲みやすくするための工夫やアイデアを提供します。

・腹水の軽減や予防の点から食塩制限が重要です。これを理解してもらい，それぞれの生活スタイルに合わせて，心不全の項（p.91）で記述したような内容について指導します。

・腹満感が出現したときは1日5～6回の分割食をすすめます。肝硬変非代償期では，夜間エネルギー基質である糖が不足しがちですから，睡眠前（夜9時ころ）に200 kcal程度の軽食（夜食：LES）をとると体力維持につながります。

表6 調味料の食塩量

商品名	100gあたり食塩量(g)	食塩1gを含む概量(g)	目安量	商品名	100gあたり食塩量(g)	食塩1gを含む概量(g)	目安量
食塩	99.1	1	小さじ1/5	濃厚ソース	5.6	17	大さじ1強
しょうゆ	14.5	7	小さじ1強	ケチャップ	3.3	30	大さじ2
うすくちしょうゆ	16.0	6	小さじ1強	オイスターソース	11.4	9	小さじ2弱
たまりしょうゆ	13.0	7.5	小さじ1.5	マヨネーズ	1.8	55	大さじ4
みそ（淡色辛口）	12.4	8	小さじ1.5強	フレンチドレッシング	3.0	33	大さじ2強
みそ（赤色辛口）	13.0	7.5	小さじ1.5	ノンオイル和風ドレッシング	7.4	13.5	大さじ1弱
甘みそ	6.1	16	大さじ1強	トウバンジャン	17.8	5.5	小さじ1
麦みそ	10.7	9	小さじ2弱	カレールウ	10.7	9	小さじ2弱
ウスターソース	8.4	12	大さじ1弱	固形コンソメ	43.2	2.5	1/2個
中濃ソース	5.8	17	大さじ1強	めんつゆ（3倍濃厚）	9.9	10	小さじ2

五訂増補日本食品標準成分表に基づき算出

表7 食塩調整用食品の食塩相当量（100gあたり）

商品名	食塩相当量（g）	包装単位
減塩しょうゆ（キッコーマン）	8.2	5g
ジャネフ減塩しょうゆ（キユーピー）	8.2	5g、10g、1.8L、18L
天然低塩しょうゆだしわり（フードケア）	6.2	5g、500g、1,000g
だしわりしょうゆ（日清サイエンス）	7.9	3g、5g、100g、1L
だしわりつゆの素（日清サイエンス）	8.1	500g
ジャネフ減塩中濃ソース（キユーピー）	2.0	5g、550g
減塩みそ（長野味噌）	5.5	500g
ジャネフ減塩みそ（キユーピー）	5.7	750g
減塩だしの素（マルハチ村松）	8.2	500g
だしわりドレッシング（日清サイエンス）	3.2	10g
食塩10%梅干し（梅屋）	10.0	240g
種抜きかつお梅干し（トノハタ）	8.0	500g
ジャネフ梅ぼし（キユーピー）	8.0	1kg
ねり梅（日清サイエンス）	5.6	6g、500g
ジャネフ減塩のり佃煮（キユーピー）	5.2	5g
のり佃煮（日清サイエンス）	3.7	8g、500g
レナケアーきゅうり漬（日清サイエンス）	3.0	100g
レナケアーだいこん漬（日清サイエンス）	3.2	100g、500g
ジャネフだいこん漬（キユーピー）	3.8	500g
ジャネフしば漬（キユーピー）	3.3	500g

各メーカーホームページより

表8 肝不全用経腸栄養剤と分岐鎖アミノ酸製剤

	容量(g)	エネルギー(kcal)	たんぱく質(アミノ酸)(g)	うちBCAA(g)	脂質(g)	EPA(mg)	DHA(mg)	亜鉛(mg)	鉄(mg)	その他
アミノレバンEN®（1パック）	40	210	13.3	(6)	3.5	—	—	3.8	—	—
ヘパンEN®（1パック）	80	310	11	(5.5)	2.8	—	—	3.6	—	—
ヘパスⅡ®（1本）	125	150	5.0	(3.2)	3.6	100	65	7.5	<0.3	オリゴ糖2.0g
リーバクト®（顆粒1包）	4	16	4	(4)	—	—	—	—	—	—

ヘパスⅡは食品扱い。その他は医薬品。

食事計画 献立例 1 （微小変化型ネフローゼ症候群） 1,800 kcal

朝食，昼食は主食を洋風献立，夕食は和風献立で

朝

献立	1人分材料・分量（目安量）	作り方
フレンチ トースト 主食	ネフロパン 60 g 卵 25 g 牛乳 25 g 砂糖 3 g 無塩バター 6 g はちみつ 5 g	① 卵，牛乳，砂糖をよく混ぜておき，パンを浸しておく。 ② フライパンにバターを溶かし①を中火でこんがり焼く。 ③ ②にはちみつをかける。 ※血糖値が気になる方は，はちみつを控えます。
ツナと生野菜 のサラダ 副菜	ツナ（缶詰）20 g レタス 20 g きゅうり 25 g ミニトマト 20 g フレンチドレッシング 10 g	① レタスは適当な大きさにちぎり，きゅうりは斜め半月に薄く切る。 ② 水気をきった①とミニトマトを盛り付けツナを和え，ドレッシングをかける。
オレンジ デザート	オレンジ 45 g	
紅茶 飲み物	紅茶 100 g	

昼

献立	1人分材料・分量（目安量）	作り方
チキンライス 主食	ごはん 200 g 鶏肉（むね）60 g たまねぎ 20 g にんじん 10 g マッシュルーム（缶詰）20 g 大豆油 5 g 無塩バター 4 g ケチャップ 25 g 塩 0.3 g こしょう（少々） グリンピース（冷凍）6 g	① 鶏肉はコロ切りにする。 ② 鶏肉，たまねぎ，にんじん，マッシュルームを油，バターで炒める。 ③ ②にごはんを加えて炒め，ケチャップ，塩，こしょうで味を付ける。 ④ 皿に盛り，さっとゆでたグリンピースを散らす。
野菜の コンソメ スープ 汁	キャベツ 40 g セロリー 5 g たまねぎ 20 g にんじん 10 g さやえんどう 5 g 水 100 g うすくちしょうゆ 3 g 固形コンソメ 0.5 g	① キャベツ，セロリー，たまねぎ，にんじん，さやえんどうは食べやすい大きさに切る。 ② ①を煮込み，コンソメ，うすくちしょうゆで味付けする。
フルーツ ヨーグルト デザート	ヨーグルト（加糖）70 g もも（缶詰）20 g みかん（缶詰）20 g	① ももは一口大にカットする。 ② ①とみかんとヨーグルトを和える。 ※果物缶詰は季節のもので変化をつけてください。

献立	1人分材料・分量（目安量）	作り方
夕 ごはん 主食	ごはん 200 g	
さけの ホイル焼 主菜	べにざけ 60 g たまねぎ 20 g にんじん 10 g しめじ 10 g えのきたけ 8 g 　しょうゆ 3 g 　みりん 1 g 無塩バター 3 g パセリ 1 g レモン 10 g	① さけは半量のしょうゆ，みりんに漬ける。 ② たまねぎ，にんじん，しめじ，えのきたけを残りのしょうゆ，みりんに漬ける。 ③ ホイルに①②をのせ，バターをのせて包み，焼く。 ④ ③にパセリ，レモンを添える。
かぶの ゆず風味 あんかけ 副菜	かぶ 70 g 鶏肉（ひき肉）10 g 　しょうゆ 1 g 　酒 2.5 g 　かたくり粉 2 g だし汁 15 g みりん 3 g うすくちしょうゆ 3 g ゆず（皮）1 g かたくり粉 1 g 水 2 g	① 鶏ひき肉にしょうゆ，酒，かたくり粉を混ぜておく。 ② かぶは皮をむき少しかためにゆでる。 ③ ②の上部を切り，中をくりぬいて①を詰め，肉に火が通るまで蒸す。 ④ だし汁，みりん，うすくちしょうゆを煮立て，おろしたゆずの皮を加え，水溶きかたくり粉でとろみを付ける。 ⑤ ③を盛り付け④のゆずあんをかける。せん切りにしたゆずの皮を飾る。
もやしと ピーマンの カレーソテー 副菜	もやし 50 g たまねぎ 30 g 赤ピーマン 5 g ピーマン 10 g 大豆油 3 g カレー粉 0.5 g	① たまねぎは薄切りにする。 ② ピーマンはせん切りにする。 ③ フライパンに油を熱し，水気をよくきった①②ともやしを炒め，カレー粉で調味する。

献立	1人分材料・分量（目安量）	作り方
間食 みたらし団子 デザート	くし団子（しょうゆ味）50 g	

1日の栄養量

	E(kcal)	P(g)	F(g)	食塩(g)
朝	430	13.7	19.5	0.6
昼	679	22.8	16.3	2.2
夕	572	23.9	10.0	1.2
間食	99	1.6	0.2	0.3
計	1,780	62.0	46.0	4.3

P：F：C　P 13.9　F 23.3　C 62.8　％

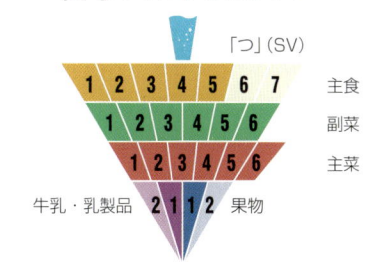

食事バランスガイド

「つ」(SV)とはサービング（食事の提供量の単位）の略

食事計画 | 献立例 1

1,800 kcal
（微小変化型ネフローゼ症候群）

朝

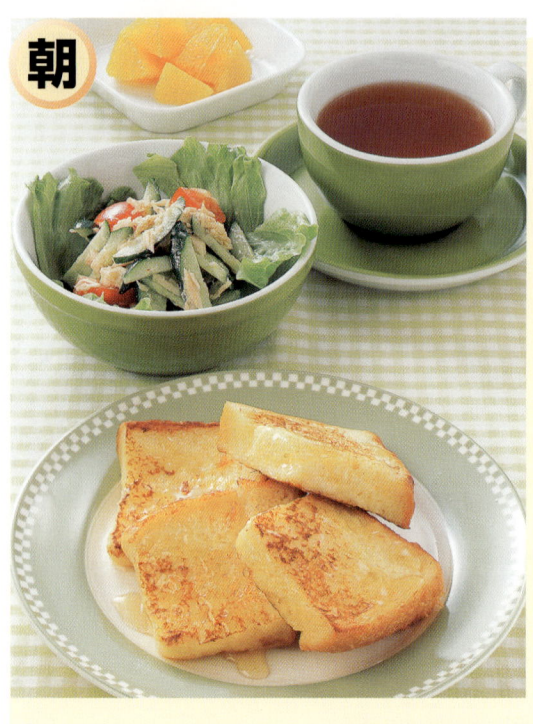

● フレンチトーストはうす味でもおいしく

- **主食**　フレンチトースト
- **副菜**　ツナと生野菜のサラダ
  variation　ポテトのホットサラダ　*p.130*
- **デザート**　オレンジ
- **飲み物**　紅茶
  variation　あずき豆乳　*p.136*

	E(kcal)	P(g)	F(g)	食塩(g)
フレンチトースト	306	9.0	10.8	0.1
ツナと生野菜のサラダ	106	4.1	8.6	0.5
オレンジ	18	0.5	0.0	0.0
紅茶	1	0.1	0.0	0.0

昼

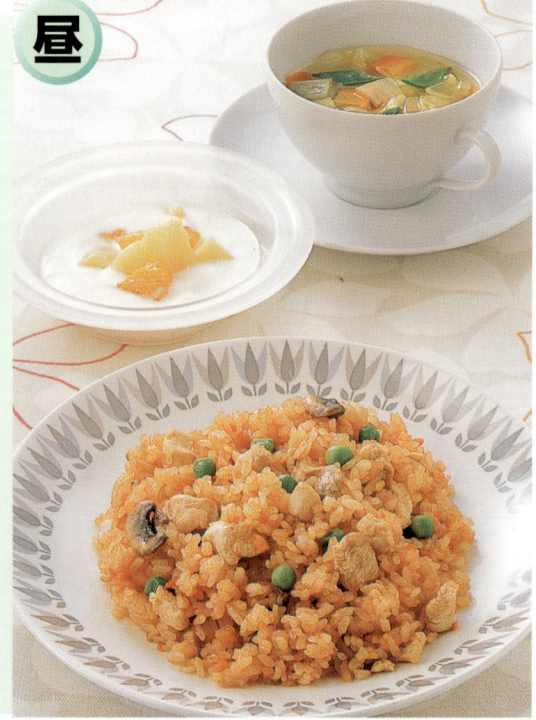

● ケチャップ味でうま味を加えました

- **主食**　チキンライス
  variation　ハヤシライス　*p.122*
- **汁**　野菜のコンソメスープ
  variation　豆乳コーンポタージュ　*p.125*
- **デザート**　フルーツヨーグルト
  variation　フローズンストロベリーヨーグルト　*p.134*

	E(kcal)	P(g)	F(g)	食塩(g)
チキンライス	577	18.4	16.0	1.4
野菜のコンソメスープ	26	1.2	0.1	0.7
フルーツヨーグルト	77	3.2	0.2	0.1

腎臓疾患

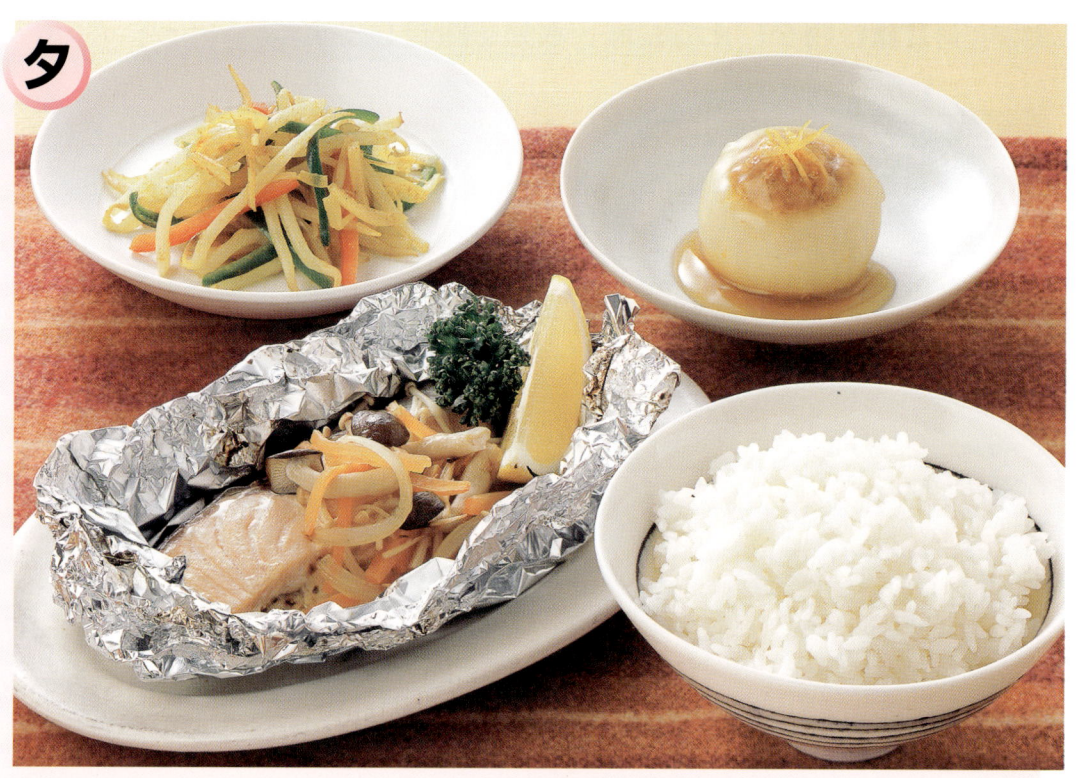

● ホイル焼きにしてうま味をパック

	E(kcal)	P(g)	F(g)	食塩(g)
ごはん	336	5.0	0.6	0.0
さけのホイル焼き	130	14.6	5.3	0.5
かぶのゆず風味あんかけ	54	2.9	0.9	0.7
もやしとピーマンのカレーソテー	52	1.5	3.1	0.0

主食 ごはん

主菜 さけのホイル焼き
variation 巣ごもりたまご *p.126*

副菜 かぶのゆず風味あんかけ
variation けんちん汁 *p.124*

副菜 もやしとピーマンのカレーソテー
variation みずなのサラダ *p.129*

間食

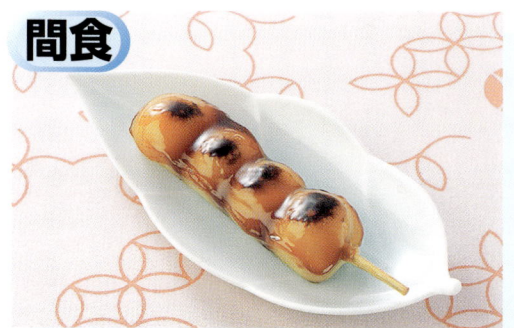

間食 みたらし団子
variation ゆべし *p.134*

	E(kcal)	P(g)	F(g)	食塩(g)
みたらし団子	99	1.6	0.2	0.3

食事計画｜献立例 2 （微小変化型ネフローゼ症候群） 1,600 kcal

朝食は汁物を控えて食塩・水分を節約します

朝

献立	1人分材料・分量（目安量）	作り方
ごはん（主食）	ごはん 150 g	
厚揚げのしょうがじょうゆ（主菜）	厚揚げ 100 g 砂糖 1 g しょうゆ 3 g ししとうがらし 10 g（2本） ごま油 1 g しょうが 2 g	① 厚揚げをフライパンで両面焼き，砂糖，しょうゆをからめる。 ② ししとうがらしはごま油で炒める。 ③ ①を盛り，②とおろししょうがを添える。
トマトのみぞれ和え（副菜）	トマト 50 g きゅうり 20 g だいこん 30 g 酢 5 g 砂糖 3 g	① トマトは2cm角のサイコロに切る。 ② きゅうりは2cm角に切る。 ③ だいこんはおろして軽く水気をきり，酢，砂糖を加えて混ぜ，①②と和える。
キウイ（デザート）	キウイ 50 g	

昼

献立	1人分材料・分量（目安量）	作り方
中華丼（主食）	ごはん 200 g 鶏肉（もも）30 g たまねぎ 50 g ピーマン 10 g にんじん 10 g たけのこ（水煮缶詰）15 g 大豆油 5 g しょうゆ 4 g A ｛ 酢 10 g 砂糖 4 g ごま油 1 g かたくり粉 5 g 固形コンソメ 0.5 g 水 100 g ｝	① 鶏肉はこま切れ，たまねぎは薄切り，ピーマン，にんじん，たけのこは短冊切りにする。 ② Aの材料をすべて合わせておく。 ③ フライパンに油，鶏肉，にんじん，たけのこ，たまねぎ，ピーマンの順に加えて炒め，全体に火が通ったら，②を加えて煮立たせる。 ④ とろみが出てきたら火を止め，ごはんにかける。
わかめとねぎの辛味スープ（汁）	生わかめ 20 g 長ねぎ 5 g やわらかメンマ 10 g 塩 0.2 g ごま油 1 g 鳥がらだしの素 0.3 g 水 100 g	① 鳥がらだし，塩で調味したスープに白髪ねぎとわかめ，メンマを加える。 ② ごま油で調味する。
ナムル（副菜）	大豆もやし 40 g はるさめ 6 g にんじん 8 g にら 20 g しょうゆ 3 g ごま油 0.5 g	① もやしはさっとゆでる。 ② はるさめは戻してゆでる。 ③ にんじんはせん切りにしてゆでる。 ④ にらは2cmに切る。 ⑤ ①〜④としょうゆ，ごま油を混ぜる。

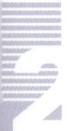

心臓・腎臓・肝臓疾患

腎臓疾患

夕

献立	1人分材料・分量（目安量）	作り方
ごはん（主食）	ごはん 150g	
鶏の串焼き（主菜）	鶏肉（もも）60g 　しょうゆ 3g 　みりん 1g 長ねぎ 40g ししとうがらし 10g 生しいたけ 10g（1枚） 　しょうゆ 3g 　酒 1g 　砂糖 1g 大豆油 3g	① 鶏肉にしょうゆとみりんで下味を付ける。 ② ねぎ，ししとうがらし，しいたけに，しょうゆ，酒，砂糖で下味を付ける。 ③ ①②を交互に串に刺し，油を引いたフライパンで焼く。
冷やっこ（主菜）	絹ごし豆腐 100g かつお節 0.5g 長ねぎ 3g しょうゆ 3g	① 長ねぎは薄切りにする。
キャベツといんげんのピーナッツ和え（副菜）	キャベツ 50g さやいんげん 10g ピーナッツバター 5g 砂糖 2g みりん 3g しょうゆ 3g	① ゆでたキャベツ，斜め切りしたさやいんげんは適当な大きさに切る。 ② ピーナッツバター，砂糖，みりん，しょうゆを混ぜる。 ③ ①と②を和える。

● インスタント食品の食塩量（1食あたり）

食品名	エネルギー（kcal）	食塩（g）
カップヌードル（日清食品）	364	5.1
ラ王しょうゆ味（日清食品）	411	7.6
まるちゃんワンタン麺（東洋水産）	409	6.1
ごんぶときつねうどん（日清食品）	369	7.6
坦々麺（日清食品）	332	5.6
一平ちゃんしょうゆ味（明星食品）	396	5.8
チキンラーメン（日清食品）	379	4.9
ペペロンチーノ（日清食品）	521	3.6
焼きそばUFO（日清食品）	553	5.3
あさげ（永谷園）	37	2.2

＊市販食品を使用するときは，栄養成分表示を参考にしましょう。

1日の栄養量

	E(kcal)	P(g)	F(g)	食塩(g)
朝	477	16.1	12.9	0.4
昼	563	15.7	10.4	2.0
夕	550	22.5	17.6	1.9
計	1,591	54.3	41.0	4.3

P:F:C　P 13.6　F 23.2　C 63.2　%

食事バランスガイド

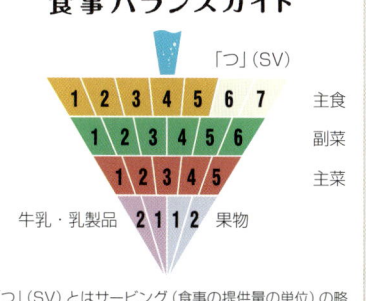

「つ」(SV)
主食 1 2 3 4 5 6 7
副菜 1 2 3 4 5 6
主菜 1 2 3 4 5
牛乳・乳製品 2 1 1 2 果物

「つ」(SV)とはサービング（食事の提供量の単位）の略

食事計画献立例2

食事計画 | 献立例 2 | 1,600 kcal（微小変化型ネフローゼ症候群）

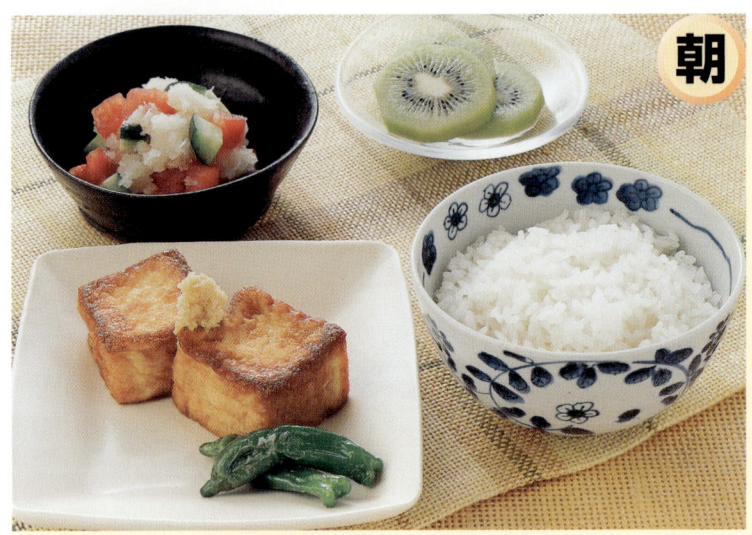

朝

●焼きたての厚揚げは香ばしくて美味です

主食	ごはん
主菜	厚揚げのしょうがじょうゆ *variation* 油揚げの納豆はさみ焼き
副菜	トマトのみぞれ和え *variation* ふきのおかか煮 *p.130*
デザート	キウイ *variation* フルーツミックスジュース *p.136*

	E(kcal)	P(g)	F(g)	食塩(g)
ごはん	252	3.8	0.5	0.0
厚揚げのしょうがじょうゆ	168	11.1	12.3	0.4
トマトのみぞれ和え	30	0.7	0.1	0.0
キウイ	27	0.5	0.1	0.0

昼

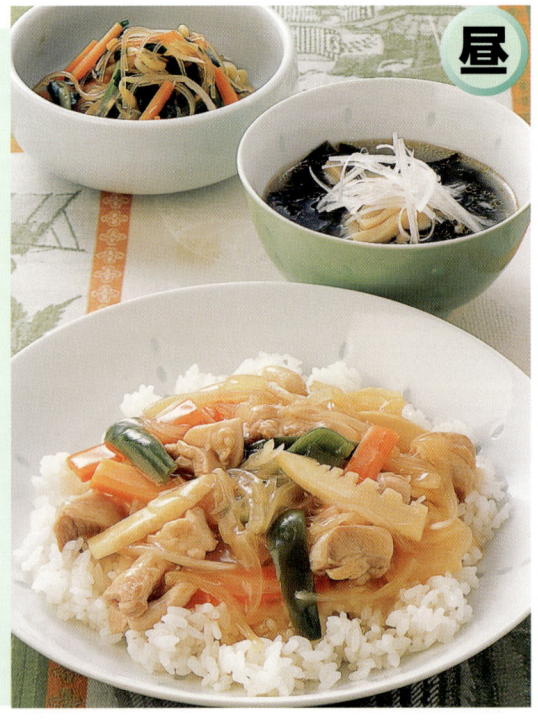

●中華メニューもうま味ひとつでおいしく減塩

主食	中華丼 *variation* さけとたまごの他人雑炊 *p.122*
汁	わかめとねぎの辛味スープ *variation* もずくスープ *p.125*
副菜	ナムル *variation* 野菜とささ身のしょうがじょうゆ和え *p.130*

	E(kcal)	P(g)	F(g)	食塩(g)
中華丼	492	12.1	7.9	0.9
わかめとねぎの辛味スープ	22	1.6	1.3	0.7
ナムル	49	2.1	1.2	0.4

腎臓疾患

夕

● こげ味，薬味を利用してうす味をカバー

主食	ごはん	
	variation あさりの炊き込みごはん *p.122*	
主菜	鶏の串焼き	
	variation かつおのたたき *p.127*	
主菜	冷やっこ	
	variation 五目煮豆	
副菜	キャベツといんげんのピーナッツ和え	
	variation 海藻のナムル *p.133*	

	E(kcal)	P(g)	F(g)	食塩(g)
ごはん	252	3.8	0.5	0.0
鶏の串焼き	175	10.9	11.5	0.9
冷やっこ	61	5.5	3.0	0.4
キャベツといんげんのピーナッツ和え	62	2.3	2.6	0.5

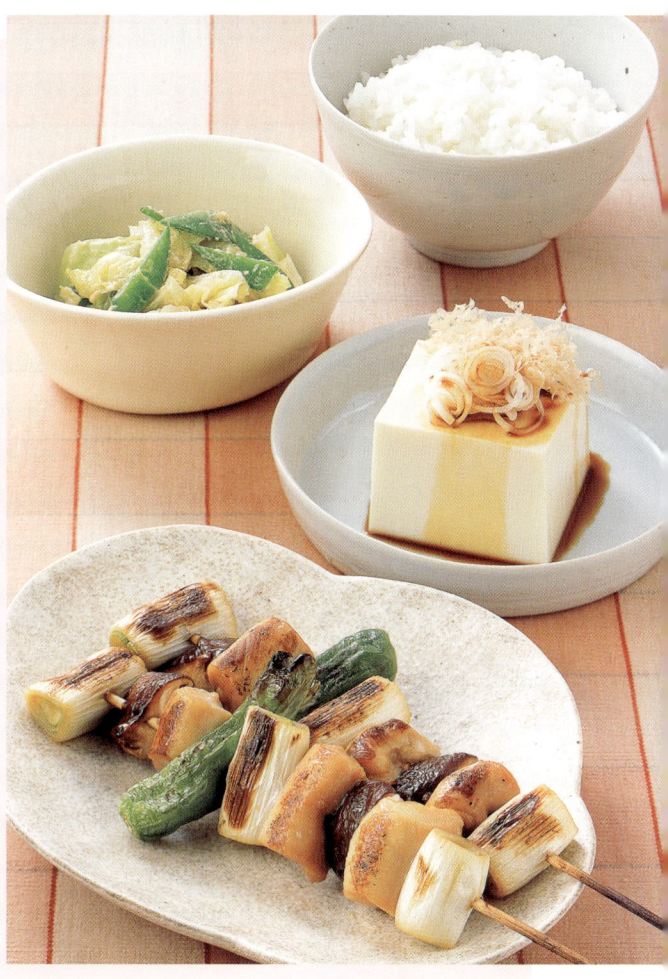

● 和え物いろいろ

和え物は野菜をたっぷり食べることができる副菜の代表です。食塩量を少なくしてもおいしく食べられるいろいろな和え物を紹介しましょう。

種類	土台になる材料	主な調味料
白和え	豆腐を水きりしてすったもの	塩・しょうゆ・砂糖・(ペーストごま)
白酢和え	豆腐を水きりしてすったもの	塩・しょうゆ・酢・(ペーストごま)
ごま和え	すりごま，またはペーストごま	しょうゆ・砂糖
ごま酢和え	すりごま，またはペーストごま	しょうゆ・砂糖・酢
ピーナッツ和え	粗く切ったピーナッツまたはペースト状のピーナッツ	しょうゆ・砂糖
くるみ和え	すったくるみ	しょうゆ・砂糖
酢みそ和え	白みそや赤みそ	砂糖・酢
みそ和え	白みそや赤みそ	砂糖
木の芽和え	木の芽	しょうゆ
梅肉和え	梅肉，梅びしお	砂糖
からし和え	からし	しょうゆ
わさび和え	わさび	しょうゆ
磯辺和え	もみのり	しょうゆ

食事計画献立例2

食事計画｜献立例 3　　1,800 kcal（肝不全）

朝は洋風，昼は油料理で十分なエネルギー摂取を

肝疾患用経腸栄養剤（ヘパスⅡ® 2パック：エネルギー300kcal，たんぱく質10g）が処方されている場合は，昼・夕ごはんは各100g，昼の鶏肉40g，夕のいわし40gに調整します。

朝

献立	1人分材料・分量（目安量）	作り方
ロールパン 主食	ロールパン 60g いちごジャム 15g ソフトタイプマーガリン 8g	
スクランブルエッグ 主菜	卵 50g たまねぎ 20g にんじん 10g 無塩バター 5g こしょう（少々） ケチャップ 5g サラダな 6g（1枚）	① たまねぎはみじん切りにする。にんじんはせん切りにし，ゆでる。 ② フライパンにバターを溶かし，中火で①をしんなりするまで炒める。 ③ ②に溶き卵を加えてさっとかき混ぜこしょうで調味する。 ④ ③を盛り付けサラダなを添え，ケチャップをかける。
バナナ デザート	バナナ 70g	
はちみつレモン 飲み物	はちみつ 10g レモン果汁 5g 水 120g	

昼

献立	1人分材料・分量（目安量）	作り方
ごはん 主食	ごはん 150g	
鶏の唐揚げ 主菜	鶏肉（もも） 80g しょうゆ 3g みりん 1g 酒 1g ごま油 1g かたくり粉 10g 大豆油 10g キャベツ 30g マヨネーズ 8g	① しょうゆ，みりん，酒，ごま油を混ぜる。 ② 鶏肉を①に漬けておく。 ③ ②にかたくり粉をまぶす。 ④ 熱した油で③を揚げる。 ⑤ せん切りキャベツ，マヨネーズを添える。
ふろふきだいこん 副菜	だいこん 80g だし昆布 0.5g 水 60g 西京みそ 10g 砂糖 2g 木の芽 1～2枚	① だいこんは一度ゆでこぼす。 ② 水にだし昆布を入れだいこんを炊く。 ③ みそ，砂糖を混ぜ，火を入れてよく練る。 ④ だいこんに③をかける。細かく刻んだ木の芽をのせる。
きゅうりとわかめの酢の物 副菜	きゅうり 40g カットわかめ 0.5g 合わせ酢 ｛ 砂糖 2g 酢 4g 塩 0.5g だし汁 5g ｝	① きゅうりは輪切りにする。 ② わかめは戻す。 ③ 合わせ酢をつくる。 ④ ①～③を和える。

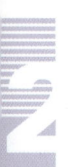

| 肝臓疾患 |

献立	1人分材料・分量（目安量）	作り方
夕 ごはん（主食）	ごはん 200g	
いわしの蒲焼き（主菜）	いわし 60g／小麦粉 8g／大豆油 3g／砂糖 1g／しょうゆ 5g／だし汁 15g／ごま 0.5g／粉さんしょう 0.2g／酢しょうが 3g	① いわしに小麦粉をまぶし焼く。 ② 砂糖，しょうゆ，だし汁を合わせ，煮立たせる。 ③ ②に①を漬け，ごま，さんしょうを振る。 ④ 酢しょうがを添える。
じゃがいもとにんじんの煮物（副菜）	じゃがいも 50g／たまねぎ 30g／にんじん 15g／グリンピース（冷凍）5g／だし汁 50g／砂糖 3g／しょうゆ 5g	① じゃがいも，たまねぎは一口大に，にんじんは乱切りにする。 ② だし汁に①を入れ，砂糖，しょうゆで味を付ける。 ③ ②にグリンピースを入れる。
こまつなと竹輪の和え物（副菜）	焼き竹輪 15g／こまつな 50g／しめじ 10g／しょうゆ 3g	① 竹輪は輪切りにする。 ② こまつな，しめじはゆでる。 ③ ①と②をしょうゆで和える。

● パンの種類によって異なるエネルギーとたんぱく質

種類	100gあたりの エネルギー(kcal)	100gあたりの たんぱく質(g)	概量		概量あたりの エネルギー(kcal)	概量あたりの たんぱく質(g)
食パン	264	9.3	6枚切り1枚	60g	158	5.6
食パン	264	9.3	8枚切り1枚	45g	119	4.2
フランスパン	279	9.4	1切れ（1/8本）	30g	84	2.8
ライ麦パン	264	8.4	1枚	60g	158	5.0
ぶどうパン	269	8.2	1枚	50g	135	4.1
ロールパン	316	10.1	1個	30g	95	3.0
クロワッサン	448	7.9	1個	40g	179	3.2
イングリッシュマフィン	228	8.1	1個	80g	182	6.5
デニッシュペストリー	396	7.2	1個	80g	317	5.8
あんぱん	280	7.9	1個（小）	60g	168	4.7

五訂増補日本食品標準成分表より

1日の栄養量

	E(kcal)	P(g)	F(g)	食塩(g)
朝	504	13.7	21.5	1.2
昼	675	19.3	29.2	1.9
夕	640	23.2	13.0	2.7
計	1,819	56.2	63.7	5.8

P：F：C　P 12.4　F 31.5　C 56.1　%

食事バランスガイド

	「つ」(SV)
主食	1 2 3 4 5 6 7
副菜	1 2 3 4 5 6
主菜	1 2 3 4 5
牛乳・乳製品／果物	2 1 1 2

「つ」(SV) とはサービング（食事の提供量の単位）の略

食事計画献立例3

食事計画 献立例 3　　1,800 kcal（肝不全）

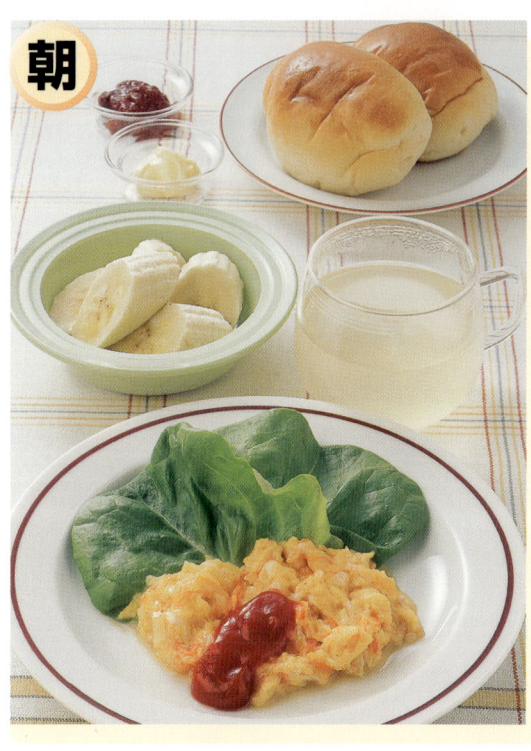

朝

● ジャムやマーガリンは好みではちみつやバターに変えてもOK

- **主食**　ロールパン
  - *variation* ピザトースト *p.123*
- **主菜**　スクランブルエッグ
  - *variation* ハムエッグ
- **デザート**　バナナ
- **飲み物**　はちみつレモン
  - *variation* 抹茶ミルクくず湯 *p.136*

	E(kcal)	P(g)	F(g)	食塩(g)
ロールパン	280	6.2	11.9	0.8
スクランブルエッグ	133	6.7	9.4	0.4
バナナ	60	0.8	0.1	0.0
はちみつレモン	31	0.0	0.0	0.0

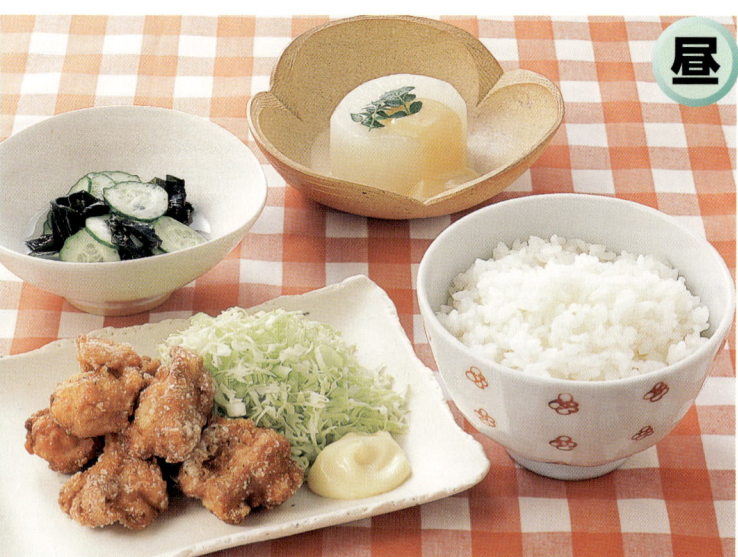

昼

● 揚げたての唐揚げはたれなしでも美味です

- **主食**　ごはん
- **主菜**　鶏の唐揚げ
  - *variation* わかさぎの南蛮漬 *p.126*
- **副菜**　ふろふきだいこん
  - *variation* はくさいとかにの煮浸し *p.132*
- **副菜**　きゅうりとわかめの酢の物
  - *variation* はくさいの塩もみ *p.131*

	E(kcal)	P(g)	F(g)	食塩(g)
ごはん	252	3.8	0.5	0.0
鶏の唐揚げ	363	13.7	28.3	0.7
ふろふきだいこん	45	1.3	0.4	0.6
きゅうりとわかめの酢の物	15	0.5	0.1	0.6

夕

● 夕食に1日の食塩をまとめて，しっかりした味付けをどうぞ

主食	ごはん
主菜	いわしの蒲焼き *variation* かきのピカタ p.128
副菜	じゃがいもとにんじんの煮物 *variation* 冷やしとろろ汁 p.125
副菜	こまつなと竹輪の和え物 *variation* 蒸しなすのごまみそかけ p.131

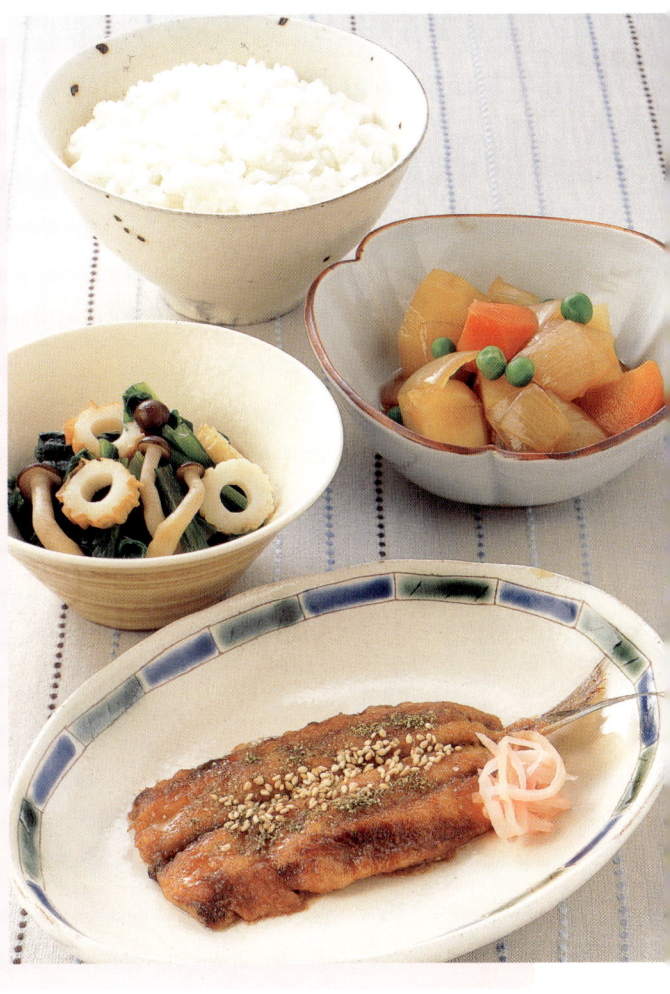

	E(kcal)	P(g)	F(g)	食塩(g)
ごはん	336	5.0	0.6	0.0
いわしの蒲焼き	199	13.1	11.8	1.1
じゃがいもとにんじんの煮物	76	2.1	0.2	0.8
こまつなと竹輪の和え物	29	3.0	0.4	0.8

● 一般的な揚げ物の吸油率と炒め物の油の使用量

		材料に対して(%)			材料に対して(%)
素揚げ	かぼちゃ	7	フライ	えび	13
	なす	14		ロース	14
	春巻き	12		冷凍コロッケ*	16
唐揚げ	あじ	6		冷凍えびフライ*	25
	たら	7	炒め物	野菜炒め	5
天ぷら	えび・さつまいも	12		焼きそば	5
	なす	18		炒め煮	3
	れんこん	19			

＊衣を含めた全重量に対する吸油率

『五訂増補調理のためのベーシックデータ』女子栄養大学出版部，2007より引用

食事計画 | 献立例 4　　1,800 kcal（肝不全）

油を用いたメニューは効果的に減塩ができます

肝不全用経腸栄養剤（アミノレバンEN® 2パック；420 kcal，アミノ酸26 g）が，処方されている場合は，朝の食パン60 g，ロースハム10 g，昼・夕のごはん各100 g，昼の牛肉40 g，夕の天ぷらのしらすはなしに調整します。

朝

献立	1人分材料・分量（目安量）	作り方
ホットサンド（主食）	食パン100 g レタス6 g ロースハム20 g（1枚） プロセスチーズ10 g マヨネーズ10 g	① 食パンにレタス，ハム，チーズ，マヨネーズを挟んで焼く。
野菜のカレースープ（汁）	じゃがいも30 g　カレー粉0.1 g たまねぎ30 g　塩0.3 g にんじん10 g　こしょう（少々） トマト30 g　　パセリ1 g 水150 g 固形コンソメ1 g	① じゃがいも，たまねぎ，にんじん，トマトはコロ切りする。 ② コンソメを水に溶かして①を煮る。軟らかくなったら，カレー粉を加え，塩，こしょうで味を調える。 ③ 最後にきざみパセリを浮かべる。
りんご・オレンジ（デザート）	りんご50 g オレンジ30 g	

昼

献立	1人分材料・分量（目安量）	作り方
ごはん（主食）	ごはん200 g	
冷しゃぶ（主菜）	牛肉（かた，しゃぶしゃぶ用）60 g 酒4 g だし昆布1 g だいこん30 g にんじん3 g 万能ねぎ3 g ポン酢｛減塩しょうゆ4 g／みりん2 g／酢0.5 g／レモン果汁0.5 g｝ ミニトマト10 g たまねぎ10 g レタス30 g	① だし昆布と酒を入れて湯を沸かす。 ② ①で牛肉をゆで，冷水に取る。 ③ だいこんとにんじんはおろし，ねぎは小口切りにする。 ④ レタスを敷いて②を盛り付け，③をのせてポン酢をかける。 ⑤ 水にさらしたスライスオニオン，ミニトマトを飾る。
土佐きゅうり（副菜）	きゅうり45 g 花かつお1 g 減塩しょうゆ3 g しょうが1 g	① きゅうりは拍子木切りにする。 ② 花かつおとしょうゆとおろしたしょうがで①を和える。
きんぴらごぼう（副菜）	ごぼう50 g にんじん10 g こんにゃく10 g 砂糖2 g，しょうゆ3 g 七味とうがらし（少々） 大豆油3 g，ごま1 g	① ごぼうとにんじんはささがきにする。 ② こんにゃくは小さく切る。 ③ ①②を油で炒め，砂糖，しょうゆ，七味とうがらしで味付ける。 ④ 器に盛りごまをかける。

肝臓疾患

献立	1人分材料・分量（目安量）	作り方
ごはん 主食	ごはん 150 g	
天ぷら 盛り合わせ 主菜	えび 25 g かき揚げ｛しらす 15 g / たまねぎ 20 g / にんじん 10 g｝ 青じそ 1 g かぼちゃ 30 g なす 30 g 天ぷら粉 15 g 大豆油 12 g だし汁 50 g ｝天つゆ うすくちしょうゆ 3 g みりん 2 g だいこん 30 g しょうが 1 g	① 各材料に衣を付けて揚げる。 ② 天つゆをつくる。だいこんおろし，おろしたしょうがを添える。
オクラの なめたけ和え 副菜	オクラ 30 g なめたけ 10 g	① オクラはゆでて一口大に切る。 ② ①をなめたけで和える。
はくさいの レモン漬 副菜	はくさい 70 g 調味液｛レモン果汁 2 g / 砂糖 1 g / 酢 3 g｝ レモン 10 g	① はくさいは一口大に切ってゆでる。 ② 調味液をつくる。 ③ ①をよくしぼって②に漬ける。 ④ 皿に盛り付け，薄切りにしたレモンを飾る。

献立	1人分材料・分量（目安量）	作り方
ババロア デザート	ババロア 50 g	

1日の栄養量

	E(kcal)	P(g)	F(g)	食塩(g)
朝	497	16.6	17.6	3.0
昼	565	20.0	10.7	1.1
夕	558	19.0	13.8	2.1
間食	109	2.8	6.4	0.1
計	1,730	58.4	48.5	6.2

P：F：C　P 13.5　F 25.2　C 61.3　％

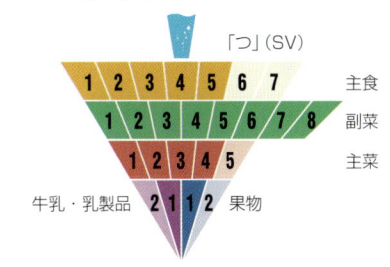

食事バランスガイド

「つ」(SV)とはサービング（食事の提供量の単位）の略

食事計画 献立例 4　　1,800 kcal（肝不全）

朝

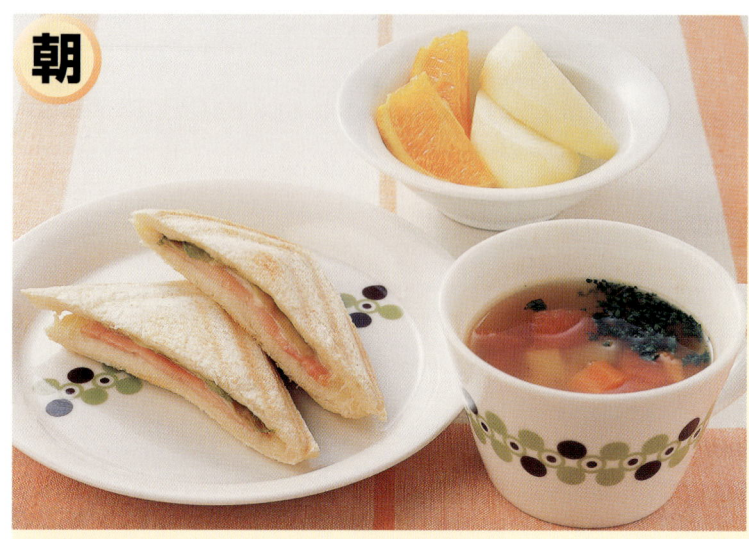

●温かいホットサンドはしゃれた朝食

- 主食　ホットサンド
- 汁　野菜のカレースープ
  - *variation* キャベツのクリームシチュー　*p.124*
- デザート　りんご・オレンジ
  - *variation* トマトゼリー　*p.134*

	E(kcal)	P(g)	F(g)	食塩(g)
ホットサンド	408	15.1	17.3	2.3
野菜のカレースープ	48	1.2	0.2	0.7
りんご・オレンジ	41	0.4	0.1	0.0

昼

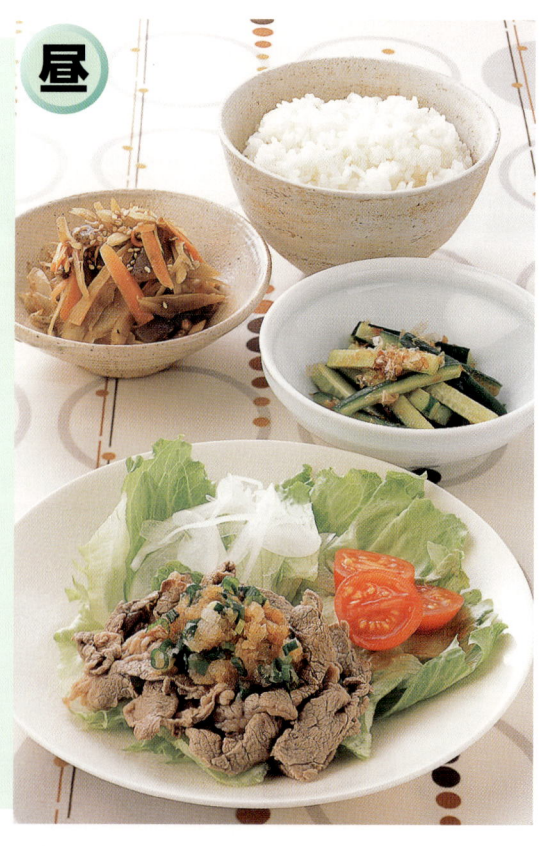

●酸味ベースの冷しゃぶは絶品のおいしさ

- 主食　ごはん
- 主菜　冷しゃぶ
  - *variation* あじのカレームニエル　*p.127*
- 副菜　土佐きゅうり
  - *variation* かくれんぼ豆腐　*p.131*
- 副菜　きんぴらごぼう
  - *variation* 中華風はるさめスープ　*p.125*

	E(kcal)	P(g)	F(g)	食塩(g)
ごはん	336	5.0	0.6	0.0
冷しゃぶ	138	12.2	6.5	0.4
土佐きゅうり	11	1.3	0.1	0.2
きんぴらごぼう	80	1.4	3.6	0.4

肝臓疾患

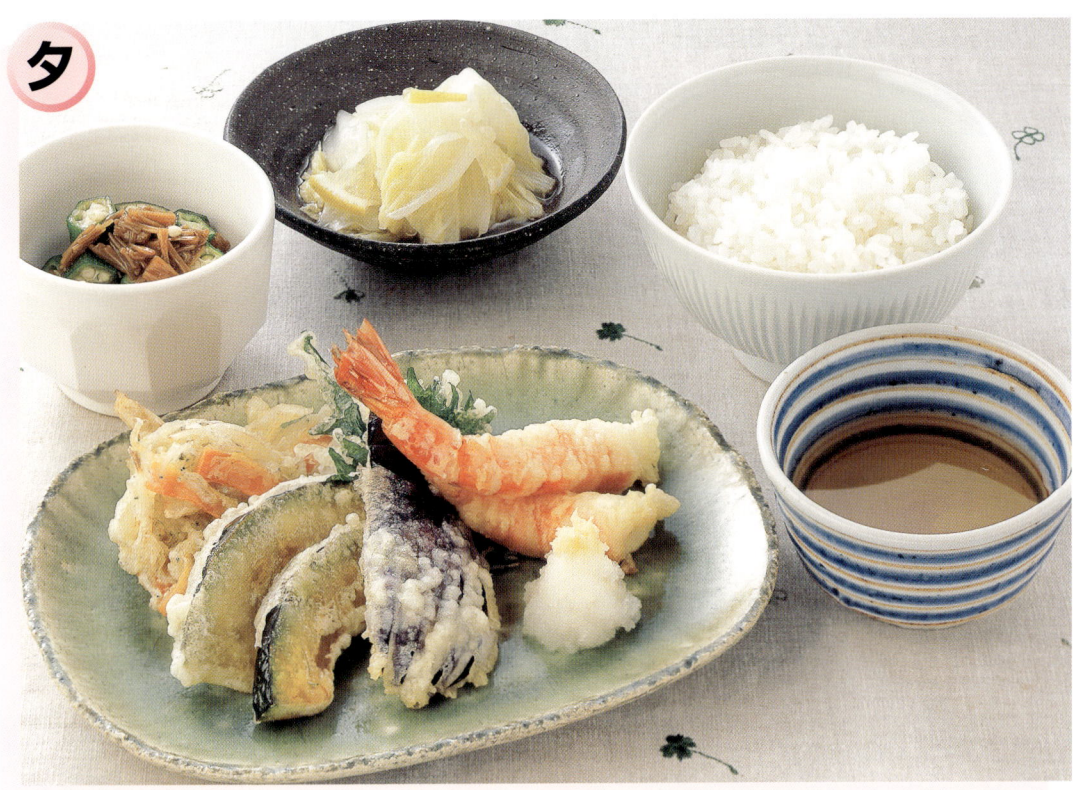

●減塩の定番は天ぷら。あっさりした
　レモン漬は口直しにぴったり

	E(kcal)	P(g)	F(g)	食塩(g)
ごはん	252	3.8	0.5	0.0
天ぷら盛り合わせ	273	13.6	13.1	1.7
オクラのなめたけ和え	13	1.0	0.1	0.4
はくさいのレモン漬	20	0.7	0.1	0.0

主食　ごはん

主菜　天ぷら盛り合わせ
　　　variation　たいのおろし鍋　p.126

副菜　オクラのなめたけ和え
　　　variation　みずなのサラダ　p.129

副菜　はくさいのレモン漬
　　　variation　新しょうがの甘酢漬　p.133

間食

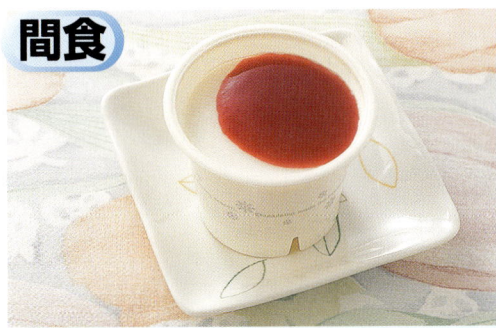

間食　ババロア
　　　variation　そば粉の蒸しパン　p.135

	E(kcal)	P(g)	F(g)	食塩(g)
ババロア	109	2.8	6.4	0.1

食事計画献立例4　109

食事計画｜献立例 5　　1,800 kcal（肝不全）

あっさりめの和風献立でまとめてみました

肝不全用経腸栄養剤（アミノレバンEN®2パック；420 kcal，アミノ酸26 g）が，処方されている場合は，ごはん毎食100 g，朝の卵25 g，昼のさわら45 g，夕のさんま40 gに調整します。高アンモニア血症がみられる場合は，たんぱく質食品を同様に減らし，ごはん，パンは低たんぱく製品で代用します。

朝

献立	1人分材料・分量（目安量）	作り方
ごはん 主食	ごはん 150 g	
なめこの みそ汁 汁	なめこ（水煮缶詰）20 g 万能ねぎ 5 g みそ 7 g，だし汁 120 g	① だし汁を沸かし，なめこをゆでる。 ② みそを溶き，万能ねぎを入れ，火を止める。
たまご焼き 主菜	卵 50 g，にら 3 g うすくちしょうゆ 1 g，砂糖 2 g だし汁 15 g，大豆油 2 g レタス 10 g	① 溶き卵に小口切りにしたにらと調味料を混ぜる。 ② フライパンに油を熱し，①を焼く。 ③ 皿にレタスを盛り，たまご焼きを盛り付ける。
チンゲンサイ とまいたけの 炒め物 副菜	チンゲンサイ 50 g 赤ピーマン 15 g まいたけ 20 g 大豆油 5 g 塩 0.3 g，こしょう（少々）	① チンゲンサイ，赤ピーマンは一口大に切り，まいたけはほぐす。 ② フライパンに油を熱し，①を炒め，塩，こしょうで味を調える。

昼

献立	1人分材料・分量（目安量）	作り方
ごはん 主食	ごはん 150 g	
さわらの酒蒸 し梅肉ソース かけ 主菜	さわら 90 g 酒 2 g　だし昆布 0.1 g 梅干し 7 g（減塩） 砂糖 1 g　みりん 1 g かたくり粉 1 g くずきり 5 g，青じそ 0.7 g	① さわらは昆布にのせて酒を振って蒸す。 ② 梅干しは種を取って，たたく。 ③ ②と砂糖，みりんを混ぜて，加熱し，水溶きかたくり粉を加える。 ④ くずきりはゆでる。 ⑤ 皿にしそ，さわら，くずきりを盛り付け③をかける。
だいこん サラダ 副菜	だいこん 30 g かいわれだいこん 3 g ラディッシュ 5 g ノンオイルドレッシング 10 g	① だいこんはせん切りにする。 ② ラディッシュはせん切りにする。 ③ ①②とかいわれだいこんを混ぜて，ドレッシングで和える。
ひじきの煮物 副菜	だいず（水煮缶詰）10 g ひじき 8 g にんじん 10 g さやいんげん 8 g だし汁 15 g 砂糖 3 g，しょうゆ 5 g みりん 1 g，大豆油 2 g	① ひじきは戻す。 ② にんじんは短冊切りにする。 ③ 鍋に油を入れ，ひじきを炒める。 ④ ②にだし汁を入れ，にんじん，だいずを加える。 ⑤ 砂糖，しょうゆ，みりんで味を付ける。 ⑥ 最後にさやいんげんを加える。
さつまいもと りんごの甘煮 副菜	さつまいも 50 g　レーズン 3 g りんご 30 g　レモン果汁 2 g 水 100 g 砂糖 5 g	① さついもはコロ切りにする。 ② りんごはいちょう切りにする。 ③ 鍋に①②を入れ，水を入れて，砂糖を入れて炊く。 ④ ③にレーズン，レモン果汁を加える。

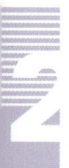

献立	1人分材料・分量（目安量）	作り方
山菜の炊き込みごはん 主食	米 85 g 油揚げ 8 g にんじん 6 g 乾しいたけ 0.7 g 山菜の素 15 g くり 10 g うすくちしょうゆ 5 g 酒 2 g みりん 1 g	① 油揚げは油抜きした後，せん切りにする。 ② にんじんはせん切りにする。 ③ 乾しいたけは戻してせん切りにする。 ④ 米，①，②，③，山菜の素，くり，調味料を混ぜ，炊く。
さんまの塩焼き 主菜	さんま 60 g 塩 0.3 g だいこん 20 g 減塩しょうゆ 1 g レモン 10 g	① さんまに塩を振って焼く。 ② だいこんおろしとレモンを添える。
トマトときゅうりのさっぱり漬 副菜	トマト 20 g きゅうり 30 g だし汁 15 g 砂糖 2 g 塩 0.3 g	① トマト，きゅうりは一口大に切る。 ② 塩，砂糖，だし汁に漬ける。
揚げなす 副菜	なす 70 g ピーマン 10 g 大豆油 10 g みりん 1 g 酢 4 g しょうゆ 1 g とうがらし（粉）（少々）	① なす，ピーマンは素揚げにする。 ② 調味液をつくり，①にかける。

● 一般的な，炊き込みごはん，すしめしの食塩量

	食塩濃度（%）	料理重量*	摂取食塩量の目安
五目混ぜごはん	0.6	200 g	1.2 g
菜めし	0.7	180 g	1.3 g
チャーハン	0.6	200 g	1.2 g
ピラフ	0.4	200 g	0.8 g
すしめし	0.5	180 g	0.9 g

*ごはんと具の合計量

1日の栄養量

	E(kcal)	P(g)	F(g)	食塩(g)
朝	437	13.2	13.5	1.7
昼	637	26.2	12.5	1.7
夕	689	20.5	28.6	1.8
計	1,764	59.9	54.5	5.2

P:F:C P 13.6 F 27.8 C 58.6 %

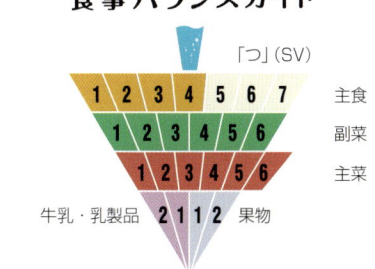

食事バランスガイド

食事計画 | 献立例 5 | 1,800 kcal（肝不全）

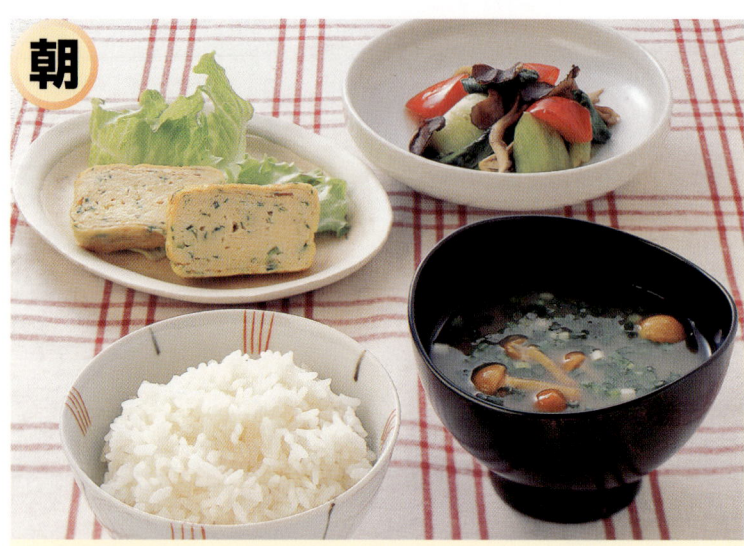

朝

●なめこ缶のうま味を加えた減塩みそ汁

主食	ごはん
汁	なめこのみそ汁 *variation* 沢煮椀 *p.124*
主菜	たまご焼き *variation* 巣ごもりたまご *p.126*
副菜	チンゲンサイとまいたけの炒め物 *variation* 切干しだいこんの松前漬風 *p.133*

	E (kcal)	P (g)	F (g)	食塩 (g)
ごはん	252	3.8	0.5	0.0
なめこのみそ汁	20	1.8	0.6	1.0
たまご焼き	105	6.5	7.2	0.4
チンゲンサイとまいたけの炒め物	60	1.2	5.3	0.3

昼

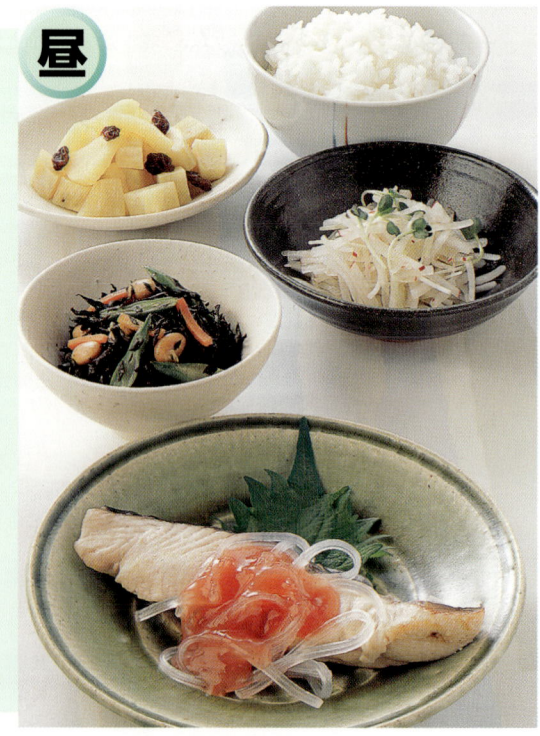

●あっさり酸味を利用した梅肉風味

主食	ごはん
主菜	さわらの酒蒸し梅肉ソースかけ *variation* 煮豚の酢豚風 *p.127*
副菜	だいこんサラダ *variation* 千枚漬 *p.133*
副菜	ひじきの煮物 *variation* 青菜のピーナッツ炒め *p.129*
副菜	さつまいもとりんごの甘煮 *variation* グレープフルーツ

	E (kcal)	P (g)	F (g)	食塩 (g)
ごはん	252	3.8	0.5	0.0
さわらの酒蒸し梅肉ソースかけ	193	18.3	8.8	0.7
だいこんサラダ	11	0.3	0.1	0.0
ひじきの煮物	71	3.1	3.0	1.0
さつまいもとりんごの甘煮	111	0.7	0.1	0.0

肝臓疾患

● 乾しいたけの戻し汁にはうま味が
　いっぱい

主食 山菜の炊き込みごはん
　　　variation さけとたまごの他人雑炊 *p.122*

主菜 さんまの塩焼き
　　　variation 鶏つくねの照り焼き *p.128*

副菜 トマトときゅうりのさっぱり漬
　　　variation 海藻のナムル *p.133*

副菜 揚げなす
　　　variation 揚げかぼちゃの薄くずあんかけ
　　　　　　　　　　　　　　　p.132

	E(kcal)	P(g)	F(g)	食塩(g)
山菜の炊き込みごはん	363	7.7	3.5	0.8
さんまの塩焼き	195	11.3	14.9	0.5
トマトときゅうりのさっぱり漬	16	0.5	0.1	0.3
揚げなす	114	1.0	10.1	0.1

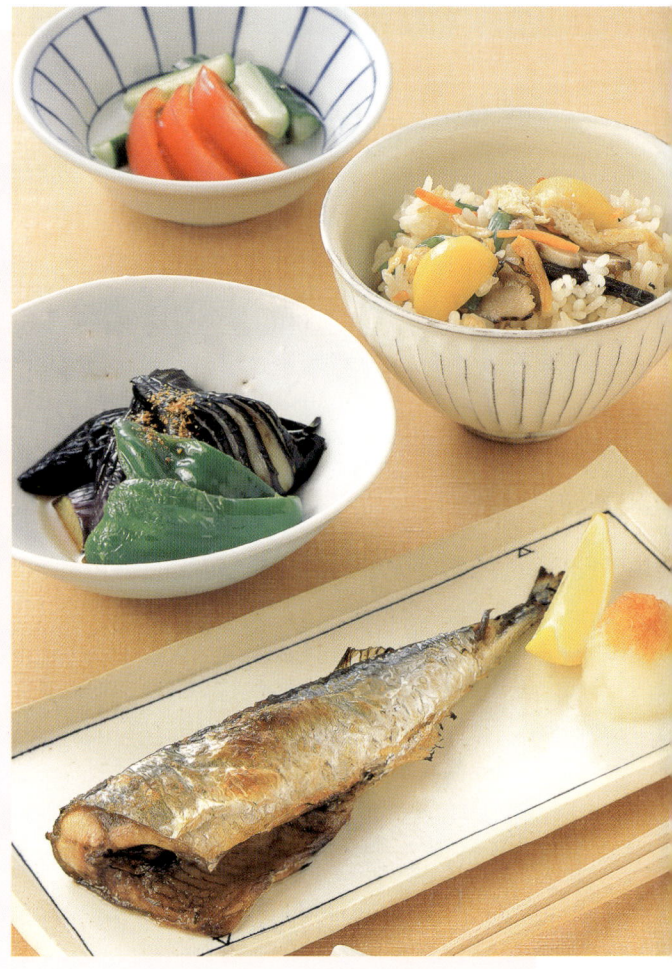

● 乾物の戻し率

種類	戻し率（倍）	種類	戻し率（倍）
乾しいたけ	4	乾めん　そば	2.5
切干しだいこん	4	乾めん　うどん	3.5
カットわかめ	12	スパゲッティ	2.5
ひじき	8.5	ビーフン	3
刻み昆布	3	りょくとうはるさめ	3.5
だいず	2.5		

『五訂増補調理のためのベーシックデータ』女子栄養大学出版部，2007より引用

食事計画献立例5

食事計画 ｜ 献立例 6 ｜ 1,800 kcal（心不全）

朝は和風，昼はイタリアン風パスタ，夕は野菜たっぷりメニュー

朝

献立	1人分材料・分量（目安量）	作り方
ごはん 主食	ごはん 150 g	
かぼちゃの みそ汁 汁	かぼちゃ 25 g たまねぎ 15 g しめじ 8 g 万能ねぎ 5 g みそ 7 g だし汁 100 g	① かぼちゃは8mm厚さの一口大に，たまねぎは薄切りにする。しめじは石づきを取り小房に分ける。 ② だし汁にかぼちゃ，たまねぎ，しめじを入れてゆで，かぼちゃが軟らかくなったらみそを溶き入れる。小口に切ったねぎを入れ，火を止める。
かぶと 凍り豆腐の 含め煮 主菜	かぶ 50 g かぶの葉 10 g 凍り豆腐 8 g（1/2枚） だし汁 60 g 砂糖 2 g みりん 2 g うすくちしょうゆ 6 g	① 凍り豆腐は戻す。 ② かぶは食べやすい大きさに切る。 ③ かぶの葉は4cmに切る。 ④ ①と②にだし汁，砂糖，みりん，しょうゆを加えて，弱火で煮る。 ⑤ ③を加えてひと煮立ちさせる。
ピーマンと にんじんの ソテー 副菜	にんじん 30 g ピーマン 20 g，大豆油 3 g みりん 3 g，しょうゆ 3 g	① にんじん，ピーマンは食べやすい大きさに切る。 ② フライパンに油を熱して①を炒め，みりん，しょうゆで調味する。

昼

献立	1人分材料・分量（目安量）	作り方
スパゲッティ ミートソース 主食	スパゲッティ 90 g 牛肉（ひき肉）30 g おろしにんにく 0.1 g たまねぎ 30 g オリーブ油 3 g トマト 50 g ケチャップ 10 g 無塩バター 5 g こしょう（少々） 固形コンソメ 0.5 g パセリ 0.5 g	① スパゲッティをたっぷりの湯でゆでる。 ② フライパンにオリーブ油を引き，にんにく，みじん切りしたたまねぎを炒める。 ③ ②に牛ひき肉を加える。 ④ ③に皮むきしてコロ切りにしたトマトを加え煮込む。 ⑤ ④にケチャップ，バター，こしょう，コンソメを加える。 ⑥ ①に⑤をかけ，パセリを散らす。
あさりと はくさいの スープ煮 汁	あさり（むき身）10 g はくさい 60 g マッシュルーム（缶詰）10 g うすくちしょうゆ 1 g 水 100 g，固形コンソメ 0.1 g	① はくさいは角切りにする。 ② 鍋に水，コンソメを入れ，①，あさり，マッシュルームを入れる。 ③ ②にうすくちしょうゆで味を付ける。
キャベツと にんじんの コールスロー サラダ 副菜	キャベツ 40 g にんじん 10 g フレンチドレッシング 10 g	① キャベツ，にんじんはせん切りにする。 ② ①とドレッシングを和える。
コーヒー ゼリー デザート	コーヒーゼリー 50 g（1個）	

心臓疾患

献立	1人分材料・分量（目安量）	作り方
夕 ごはん（主食）	ごはん 150g	
筑前煮（主菜）	鶏肉（もも）60g たまねぎ 50g ごぼう 40g にんじん 25g こんにゃく 25g 生しいたけ 20g さやえんどう 8g 砂糖 4g しょうゆ 10g 大豆油 3g だし汁 50g	① たまねぎ，ごぼう，にんじん，こんにゃく，しいたけは食べやすい大きさに切る。 ② もも肉を一口大に切る。 ③ 鍋に，油を引き，肉を炒める。 ④ ③にたまねぎ，ごぼう，にんじん，こんにゃく，しいたけを加える。 ⑤ ④にだし汁を加え，砂糖，しょうゆで味付けして煮る。 ⑥ 最後にさやえんどうを加える。
ほうれんそうの白和え（副菜）	ほうれんそう 40g にんじん 10g 木綿豆腐 40g 砂糖 2g 西京みそ 7g 白ごま 2g	① 豆腐はゆでて水気をきり裏ごす。 ② ほうれんそうは3cm位に切りゆでる。 ③ にんじんはせん切りにし，ゆでる。 ④ ごまはすり，西京みそ，砂糖と混ぜる。 ⑤ ①②③を④で和える。
ほたてときゅうりの梅肉和え（副菜）	ほたてがい（貝柱）20g きゅうり 50g 練り梅 5g みりん 1g	① ほたて貝柱はゆでておく。 ② きゅうりはたたいて乱切りにする。 ③ ①②を練り梅，みりんで和える。
白桃（デザート）	白桃（缶詰）60g	

献立	1人分材料・分量（目安量）	作り方
間食 いもようかん（デザート）	さつまいも 50g 砂糖 8g 寒天 0.4g 水 15g	① さつまいもを蒸し，熱いうちにつぶす。裏ごすと滑らかになる。 ② 水，寒天を加熱し溶かし，砂糖を加える。 ③ ②に①を加え練り，型に入れて冷やす。

1日の栄養量

	E(kcal)	P(g)	F(g)	食塩(g)
朝	423	11.7	6.9	2.5
昼	597	21.2	18.2	1.4
夕	650	25.8	15.4	2.5
間食	97	0.6	0.1	0.0
計	1,767	59.4	40.6	6.4

P:F:C   P 13.4   F 20.7   C 65.9   %

食事バランスガイド

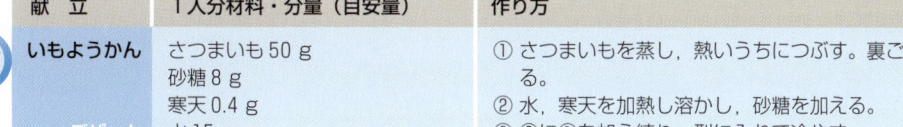

「つ」(SV)
主食 1 2 3 4 5 6 7
副菜 1 2 3 4 5 6 10
主菜 1 2 3 4 5
牛乳・乳製品 2 1 1 2 果物

「つ」(SV)とはサービング（食事の提供量の単位）の略

食事計画献立例6

食事計画 献立例 6　　1,800 kcal（心不全）

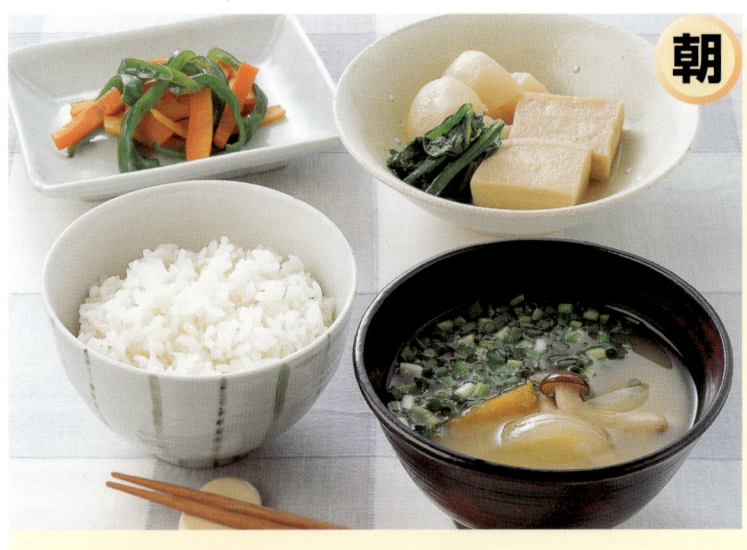

朝

●具だくさんのみそ汁は減塩の基本です

主食	ごはん	
汁	かぼちゃのみそ汁 *variation* 沢煮椀	p.124
主菜	かぶと凍り豆腐の含め煮 *variation* 牛肉と豆腐のオイスターソース煮	p.128
副菜	ピーマンとにんじんのソテー *variation* 青菜のピーナッツ炒め	p.129

	E(kcal)	P(g)	F(g)	食塩(g)
ごはん	252	3.8	0.5	0.0
かぼちゃのみそ汁	47	2.3	0.6	1.0
かぶと凍り豆腐の含め煮	72	5.1	2.8	1.1
ピーマンとにんじんのソテー	52	0.6	3.1	0.5

昼

●ケチャップ味はうす味でもしゃれた味わいに変身

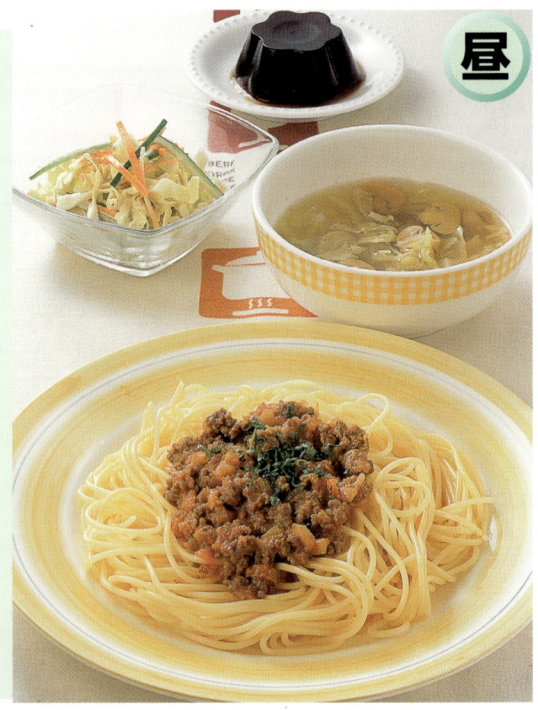

主食	スパゲッティミートソース *variation* ピザトースト	p.123
汁	あさりとはくさいのスープ煮 *variation* かぶとベーコンのコンソメ煮	p.132
副菜	キャベツとにんじんのコールスローサラダ *variation* ポテトのホットサラダ	p.130
デザート	コーヒーゼリー	

	E(kcal)	P(g)	F(g)	食塩(g)
スパゲッティミートソース	507	18.3	13.8	0.6
あさりとはくさいのスープ煮	14	1.5	0.1	0.5
コールスローサラダ	54	0.6	4.3	0.3
コーヒーゼリー	23	0.9	0.0	0.0

心臓疾患

夕

● 味付けを筑前煮に集めて食べやすく

主食	ごはん
主菜	筑前煮 *variation* 鶏つくねの照り焼き *p.128*
副菜	ほうれんそうの白和え *variation* 蒸なすのごまみそかけ *p.131*
副菜	ほたてときゅうりの梅肉和え *variation* もずくスープ *p.125*
デザート	白桃

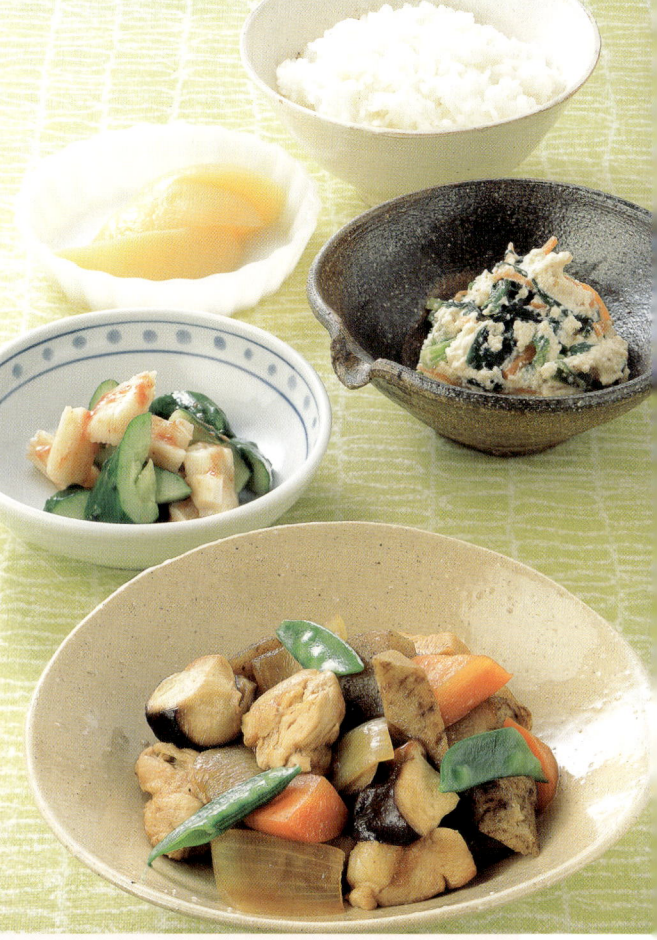

	E(kcal)	P(g)	F(g)	食塩(g)
ごはん	252	3.8	0.5	0.0
筑前煮	234	13.0	11.7	1.6
ほうれんそうの白和え	75	4.7	3.1	0.4
ほたてときゅうりの梅肉和え	39	4.1	0.1	0.5
白桃	51	0.3	0.1	0.0

間食

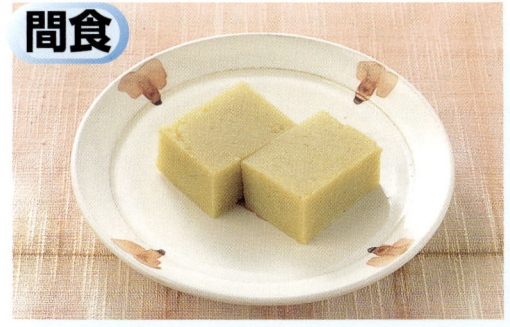

| 間食 | いもようかん
variation 焼きりんご *p.134* |

	E(kcal)	P(g)	F(g)	食塩(g)
いもようかん	97	0.6	0.1	0.0

食事計画 献立例 7　1,600 kcal（心不全）

和風の献立を減塩で

朝

献立	1人分材料・分量（目安量）	作り方
ごはん（主食）	ごはん 200 g	
豆腐とたまねぎのみそ汁（汁）	木綿豆腐 20 g たまねぎ 10 g カットわかめ 0.8 g 長ねぎ 4 g みそ 7 g だし汁 100 g	① 豆腐はさいの目に切る。たまねぎは薄切り，わかめは水に戻し，食べやすい大きさに切る。ねぎは小口に刻む。 ② だし汁を沸かし，たまねぎと豆腐を入れ，豆腐が上がってきたら，わかめを入れ，みそを溶き入れ，最後にねぎを入れ火を止める。
おろし納豆（主菜）	納豆 25 g だいこん 20 g かいわれだいこん 15 g しょうゆ 2 g 練りからし 1 g	① だいこんはおろして水気をきり，かいわれだいこんは半分に切る。 ② 納豆と①を混ぜ，しょうゆ，からしで調味する。
キャベツとしめじの煮浸し（副菜）	キャベツ 50 g にんじん 5 g しめじ 10 g はるさめ 3 g だし汁 20 g みりん 6 g しょうゆ 4 g	① キャベツは食べやすい大きさに切る。 ② にんじんは半月の薄切りにする。 ③ しめじはほぐしておく。 ④ はるさめは戻して食べやすい大きさに切る。 ⑤ だし汁，みりん，しょうゆを煮立て①②③④を加え煮る。

昼

献立	1人分材料・分量（目安量）	作り方
焼きうどん（主食）	うどん 200 g（ゆで） 豚肉（かた）40 g キャベツ 30 g もやし 15 g にんじん 15 g 万能ねぎ 8 g オイスターソース 6 g お好み焼きソース 6 g こしょう 0.5 g 中華だし 0.5 g 大豆油 5 g あおのり（少々） 紅しょうが 3 g	① キャベツは一口大に切る。 ② にんじんは短冊切りにする。 ③ 万能ねぎは小口切りにする。 ④ フライパンに油を熱し，豚肉を炒める。 ⑤ ④に①，②，もやしを加え炒める。 ⑥ うどんを加え，ソース，こしょう，中華だしで調味する。 ⑦ 万能ねぎを加える。 ⑧ 皿に盛り付け，あおのりと紅しょうがを飾る。
はくさいとりんごの酢の物（副菜）	はくさい 30 g にんじん 10 g きゅうり 15 g りんご 20 g 白ごま 1 g 酢 6 g 砂糖 2 g	① はくさいは1cmの短冊切りに，にんじんはせん切りにしてゆでる。 ② きゅうりは輪切りにする。 ③ りんごはいちょう切りにする。 ④ すりごま，酢，砂糖を混ぜる。 ⑤ 水気をきった①〜③を④で和える。
いちご・バナナ（デザート）	いちご 50 g バナナ 25 g	

心臓疾患

献　立	1人分材料・分量（目安量）	作り方
夕　ちらしずし 　　　　　　　　主食	米 85 g だし昆布 0.3 g 合わせ酢 ｛ 砂糖 8 g 　　　　　 酢 15 g かんぴょう 3 g ごぼう 10 g にんじん 10 g 　砂糖 1 g 　うすくちしょうゆ 0.5 g 　塩 0.1 g 　だし汁 50 g こえび 20 g　　卵 30 g 　しょうゆ 0.6 g　大豆油 1 g 　みりん 1 g　　あなご 30 g 　だし汁 15 g　　しょうゆ 1.8 g 乾しいたけ 2.5 g　砂糖 0.8 g 　砂糖 1 g　　　みりん 2 g 　しょうゆ 1.2 g　大豆油 1 g 　だし汁 50 g さやいんげん 8 g 甘酢しょうが 3.5 g	① 米にだし昆布を入れて炊く。 ② 合わせ酢をつくる。 ③ かんぴょうは戻して小さく切る。 ④ ごぼう，にんじんはかんぴょうに合わせて切る。 ⑤ ③④を合わせて砂糖，うすくちしょうゆ，塩，だし汁で煮る。 ⑥ 卵は薄焼きにしてせん切りにする。 ⑦ あなごはしょうゆ，砂糖，みりんをぬって焼く。 ⑧ こえびは開いて，しょうゆ，みりん，だし汁で煮る。 ⑨ 乾しいたけは戻して，砂糖，しょうゆ，だし汁で煮る。 ⑩ いんげんはゆでて，斜め切りする。 ⑪ ①に②を合わせ，酢めしをつくる。 ⑫ ⑪に⑤を混ぜる。 ⑬ 器に⑫を盛り。⑥⑦⑧⑨⑩，甘酢しょうがを飾る。
がんもと れんこんの 椀盛 　　　　　　　　副菜	がんもどき 20 g れんこん 30 g 大豆油 3 g 根みつば 5 g うすくちしょうゆ 1.5 g しょうゆ 1.8 g みりん 0.5 g だし汁 50 g かたくり粉 1.5 g	① れんこんを素揚げにする。 ② ①とがんもどきをうすくちしょうゆ，しょうゆ，みりん，だし汁で炊く。 ③ ②を器に盛り付け，4 cm位に切ったみつばを盛る。 ④ ②の汁にかたくり粉でとろみをつけ③にかける。
しゅんぎくと しめじの 和え物 　　　　　　　　副菜	しゅんぎく 50 g しめじ 10 g しょうゆ 1.2 g	① しゅんぎく，しめじはゆでて，食べやすい大きさに切る。 ② ①をしょうゆで和える。

1日の栄養量

	E(kcal)	P(g)	F(g)	食塩(g)
朝	476	14.0	4.9	2.1
昼	451	15.6	12.5	1.9
夕	632	25.5	15.8	2.4
計	1,559	55.1	33.2	6.5

P：F：C　P 14.1　F 19.2　C 66.7　%

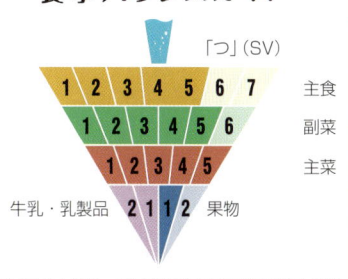

食事バランスガイド

食事計画献立例 7

食事計画｜献立例 7　　1,600kcal（心不全）

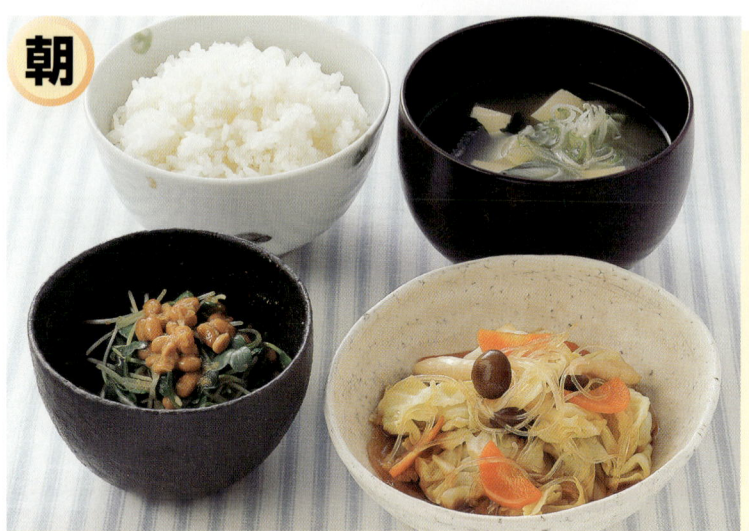

● みそ汁の汁は少なめに

主食	ごはん
汁	豆腐とたまねぎのみそ汁 *variation*　沢煮椀　p.124
主菜	おろし納豆 *variation*　冷やっこ
副菜	キャベツとしめじの煮浸し *variation*　ふきのおかか煮　p.130

	E(kcal)	P(g)	F(g)	食塩(g)
ごはん	336	5.0	0.6	0.0
豆腐とたまねぎのみそ汁	37	3.0	1.4	1.2
おろし納豆	61	4.7	2.7	0.4
キャベツとしめじの煮浸し	42	1.3	0.2	0.6

● 焼きうどんはオイスターソースで味を引き立てる

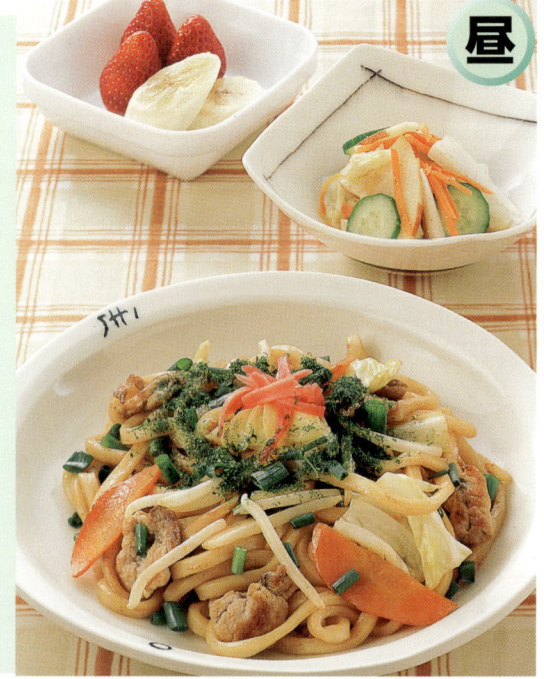

主食	焼きうどん *variation*　冷やしごまだれうどん　p.123
副菜	はくさいとりんごの酢の物 *variation*　かくれんぼ豆腐　p.131
デザート	いちご・バナナ

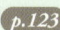

	E(kcal)	P(g)	F(g)	食塩(g)
焼きうどん	377	14.2	11.8	1.9
はくさいとりんごの酢の物	36	0.7	0.6	0.0
いちご・バナナ	39	0.7	0.1	0.0

心臓疾患

● すしは人気の1品。食塩をうまく配分しておいしく

主食	ちらしずし
	variation とろとろそば p.123

副菜	がんもとれんこんの椀盛
	variation しじみのみそ汁 p.124

副菜	しゅんぎくとしめじの和え物
	variation はくさいとかにの煮浸し p.132

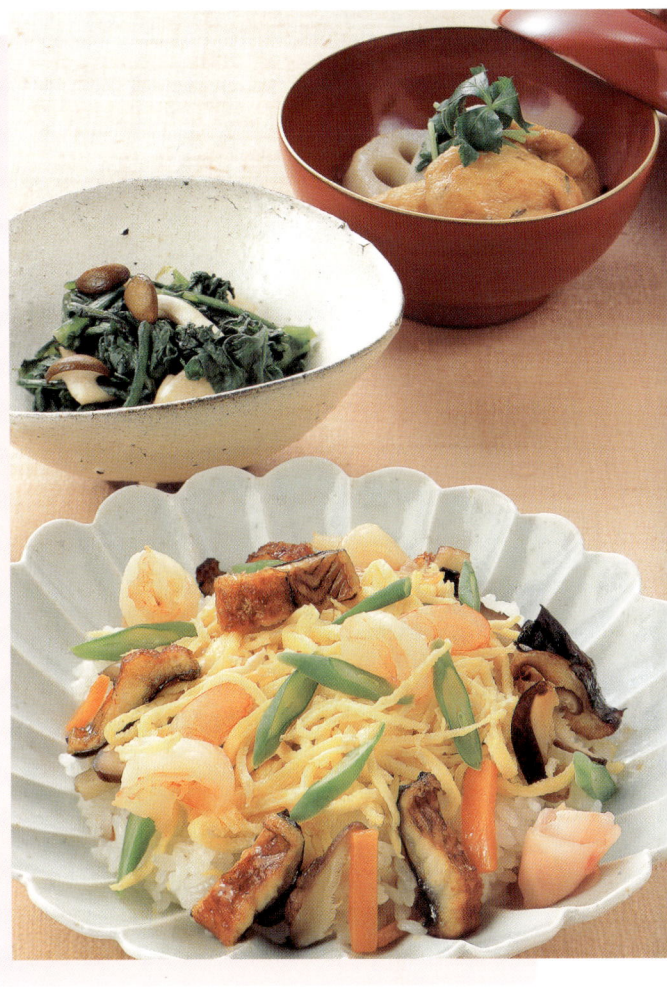

	E(kcal)	P(g)	F(g)	食塩(g)
ちらしずし	515	19.8	9.0	1.5
がんもとれんこんの椀盛	104	4.2	6.6	0.7
しゅんぎくとしめじの和え物	13	1.5	0.2	0.3

● **すしめしの合わせ酢の割合** (米1カップ[200ml]=170gに対して　塩は精製塩で計算)

種類	酢			砂糖			塩		
	容量(スプーン)	重量(g)	割合*(%)	容量(スプーン)	重量(g)	割合*(%)	容量(スプーン)	重量(g)	割合*(%)
魚ずし	大1⅔	25	15	小1½〜1	1.7〜3.4	1〜2	小½	2.6	1.5
巻きずし	大1½	21〜24	12〜14	小1〜1⅔	3.4〜5	2〜3	小½	2.6	1.5
いなりずし	大1½	21〜24	12〜14	大½〜大1	5〜8.5	3〜5	小½	2.6	1.5
ちらしずし	大1½	21	12						

（注）1）酢は米酢やかんきつ類の酢を混ぜるとよい。
　　　2）米は，だし昆布を入れ，水加減をして浸水し，普通に炊く。炊きたての熱いごはんに合わせ酢をかけ，広げて急激に冷ます。
　　　3）ちらしずしの場合，水加減は米と同量。にぎりずし，巻きずしの場合の水加減は，米の10%容量増しにする。

＊米の重量に対して　　　　　　　　　　　　　　『五訂増補食品成分表2009』女子栄養大学出版部，2008より

組合せ料理例

主食

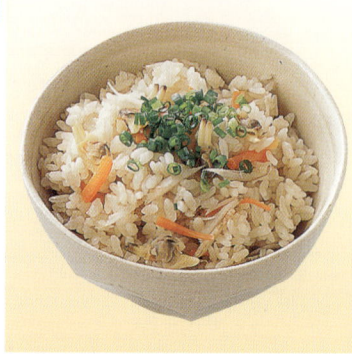

あさりの炊き込みごはん

材料・分量（目安量）

米	65 g	うすくちしょうゆ	5 g
酒	2 g	みりん	2 g
だし汁	100 g	ごぼう	20 g
あさり（むき身）	20 g	にんじん	8 g
		万能ねぎ	2 g

作り方
① 米を洗いざるに上げておく。
② ごぼうはささがきに，にんじんはせん切りにしておく。
③ あさりはうすくちしょうゆ，みりんで煮る。
④ 米に分量のだし汁を入れ，酒を加え混ぜる。あさりの煮汁と野菜を入れ炊く。
⑤ 蒸らしになったら，③のあさりを加える。
⑥ 炊き上がったらよく混ぜ，器に盛り付け，万能ねぎを振る。

● あさりから出るうま味を利用します。

E(kcal)	P(g)	F(g)	食塩(g)
283	9.3	1.2	1.1

さけとたまごの他人雑炊

材料・分量（目安量）

全がゆ	300 g	卵	25 g
だし汁	50 g	根みつば	3 g
うすくちしょうゆ	3 g	白ごま	1.5 g
べにざけ	40 g	ちらしのり	0.5 g
塩	0.2 g	わさび	1.5 g

作り方
① かゆを炊く。
② さけに塩を振り，グリルで両面を焼き，ほぐす。
③ かゆにだし汁としょうゆ，さけを加え沸騰してきたら，溶き卵を加え火を止める。
④ みつば，白ごま，ちらしのりを振る。わさびを添え味にアクセントをつける。

● みつばや白ごまの香り，わさびの辛味を利用してうす味をカバーします。

E(kcal)	P(g)	F(g)	食塩(g)
324	16.4	5.7	1.0

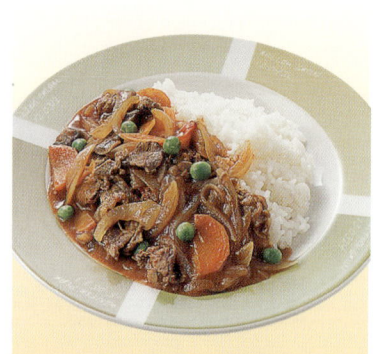

ハヤシライス

材料・分量（目安量）

ごはん	150 g	マッシュルーム（生）	20 g	ケチャップ	10 g
牛肉（かた）	60 g	トマト	30 g	砂糖	2 g
小麦粉	5 g	グリンピース（缶詰）	5 g	塩	0.2 g
油	3 g	ハヤシルウ	5 g	こしょう	（少々）
たまねぎ	60 g	水	80 g	固形コンソメ	0.2 g
にんじん	20 g			無塩バター	3 g
				赤ワイン	3 g

（ケチャップ～赤ワイン：A）

作り方
① 牛肉に小麦粉をまぶし油で炒める。
② スライスしたたまねぎ，にんじん，マッシュルームを加えさらに炒める。
③ 水を加えAの調味料を入れ煮込む。
④ トマトを加えハヤシルウで味を調える。グリンピースを上から散らす。

● 市販のルウを利用するときは基本の分量の半量にし，生トマトで深みを出します。

E(kcal)	P(g)	F(g)	食塩(g)
519	17.7	14.2	1.3

冷やしごまだれうどん

材料・分量（目安量）

うどん（ゆで）	200 g	きゅうり		15 g
鶏肉（ささ身）	25 g	トマト		30 g
酒	2 g	カットわかめ		0.5 g
卵	25 g	ごまだれ	ごまだれペースト	5 g
砂糖	0.5 g		砂糖	2 g
油	1 g		しょうゆ	5 g
レタス	20 g		酢	6 g

作り方

① ささ身に酒を振り，電子レンジで蒸し，裂いておく。
② 錦糸たまごをつくる。
③ うどんを盛り付け，レタス，きゅうり，トマト，戻したわかめ，ささ身，錦糸たまごを盛り付ける。
④ ごまだれをかける。

●単品で済ませてしまいがちなめん類をサラダ感覚でバランスアップ。

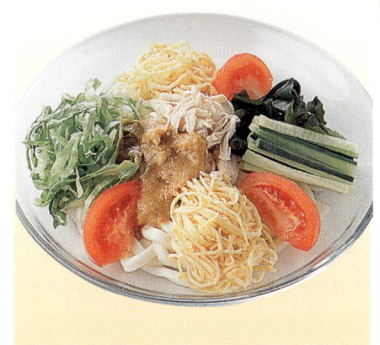

E(kcal)	P(g)	F(g)	食塩(g)
340	16.0	7.3	1.6

とろとろそば

材料・分量（目安量）

そば（ゆで）	150 g	花かつお		1 g
ながいも	40 g	白ごま		1 g
酢（色止め用）（少々）		かけ汁	だし汁	100 g
オクラ	15 g		しょうゆ	7 g
めかぶ	20 g		砂糖	0.5 g
温泉たまご	50 g（1個）		みりん	2 g

作り方

① ながいもをすりおろし，色止め用の酢を入れておく。
② オクラはゆで，小口に切る。
③ 湯通ししたそばにながいも，オクラ，めかぶ，温泉たまごをのせる。
④ 濃いめにつくったかけ汁をかけ，花かつお，白ごまを振る。
⑤ よく混ぜ合わせてから食べる。

●粘りのある食材を合わせてのど越しを楽しみます。

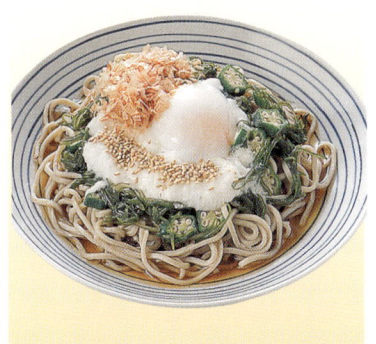

E(kcal)	P(g)	F(g)	食塩(g)
336	16.5	8.2	1.4

ピザトースト

材料・分量（目安量）

食パン（サンドイッチ用）	60 g	ホールコーン（缶詰）	10 g
かつおツナ（缶詰）	30 g	ピーマン	3 g
マヨネーズ	8 g	ケチャップ	8 g
たまねぎ	20 g	粉チーズ（ナチュラル）	3 g

作り方

① たまねぎは薄くスライスし水にさらしておく。
② ツナとマヨネーズを混ぜる。
③ 食パンに②をぬり，水をきったたまねぎとコーン，薄切りのピーマンを飾りケチャップをかける。
④ 粉チーズを振りかけ，オーブントースターで3～4分焼く。

●パンには意外と食塩が含まれています。味付けは控えめに。

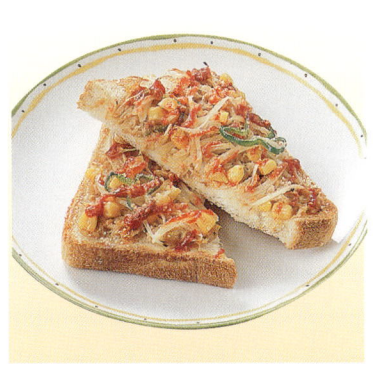

E(kcal)	P(g)	F(g)	食塩(g)
343	13.3	16.9	1.6

組合せ料理例

汁

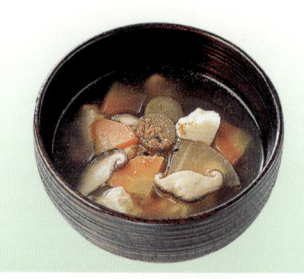

E(kcal)	P(g)	F(g)	食塩(g)
66	3.1	3.2	0.7

けんちん汁

材料・分量（目安量）

木綿豆腐	25 g	生しいたけ	10 g	酒	2 g
ごま油	2 g	ごぼう	10 g	みりん	1 g
だいこん	30 g	だし汁	80 g	七味とうがらし	（少々）
にんじん	15 g	しょうゆ	4 g		

作り方
① 野菜は食べやすい大きさに切っておく（いちょう切り）。
② 木綿豆腐を1.5 cm角に切る。鍋にごま油を熱し豆腐を炒める。野菜も加えひと炒めする。だし汁を加え野菜が軟らかくなるまで煮る。
③ 調味料を入れ，味を調え，七味を振る。

●ごま油で炒めてから煮るとこくが出てよりおいしくできます。

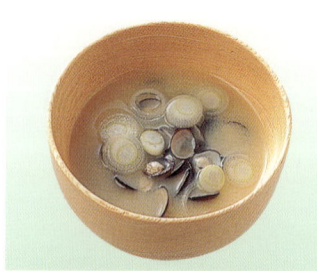

E(kcal)	P(g)	F(g)	食塩(g)
28	2.2	0.6	0.8

しじみのみそ汁

材料・分量（目安量）

しじみ	25 g	水	80 g
長ねぎ	5 g	酒	2 g
みそ	6 g		

作り方
① しじみをよく洗っておく。ねぎは薄く小口切り。
② 鍋に水としじみ，酒を入れ火にかける。あくが出てきたらこまめにすくう。
③ みそを溶き入れる。
④ 器に入れてからねぎを散らす。

●しじみのうま味を十分引き出すために水から煮始めます。

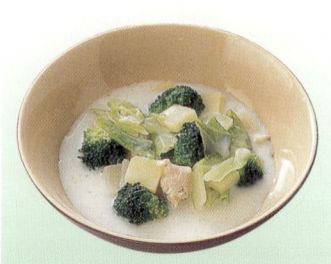

E(kcal)	P(g)	F(g)	食塩(g)
166	8.7	8.9	0.7

キャベツのクリームシチュー

材料・分量（目安量）

鶏肉（むね）	30 g	ブロッコリー	20 g	シチューの素	6 g
キャベツ	30 g	無塩バター	3 g	牛乳	20 g
たまねぎ	20 g	白ワイン	2 g	こしょう	（少々）
じゃがいも	25 g	水	50 g		

作り方
① 鶏肉は一口大に切る。野菜も一口大に切っておく。
② 鍋にバターを入れ，鶏肉を炒め白ワインを振る。野菜も加え炒める（ブロッコリーは後入れ）。水を加えじゃがいもが軟らかくなるまで煮る。火をいったん止め，シチューの素と牛乳を溶かす。
③ 再び火にかけ，とろみがついたら，こしょうで味を調える。

●キャベツの甘味がうす味をカバーします。

沢煮椀

材料・分量（目安量）

豚肉（もも）スライス	20 g	さやえんどう	5 g	酒	2 g
たけのこ（水煮缶詰）	15 g	油	2 g	みりん	2 g
にんじん	10 g	だし汁	80 g	こしょう	（少々）
こんにゃく	10 g	うすくちしょうゆ	4 g		

作り方
①豚肉はせん切りにする。野菜，こんにゃくもすべてせん切りにしておく。
②鍋で豚肉を炒め，野菜，こんにゃくも炒める。
③だし汁を加え煮立ったらあくをすくう。
④調味料を加え，こしょうで味を調える。

●材料の形をそろえて切ることで味が付きやすくなります。

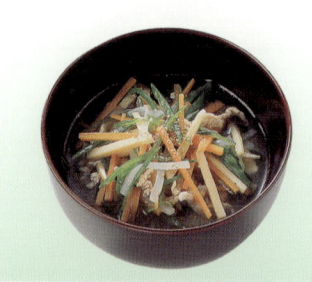

E(kcal)	P(g)	F(g)	食塩(g)
76	5.4	4.2	0.8

豆乳コーンポタージュ

材料・分量（目安量）
じゃがいも	30 g	水	50 g	豆乳	30 g
たまねぎ	20 g	固形コンソメ	0.5 g	西京みそ	8 g
無塩バター	3 g	クリームコーン（缶詰）	20 g	万能ねぎ	1 g

作り方
① じゃがいもとたまねぎを小さめに切り，バターで炒め水を入れ軟らかくなるまで煮る。粗熱を取りミキサーにかける。滑らかになったら，鍋に戻し，裏ごししたクリームコーン（缶詰），コンソメを加え温める。
② 西京みそを溶き入れ，豆乳を加え，沸騰させないよう味を調える。
③ 器に入れ，最後に万能ねぎを飾る。
● 西京みそ，豆乳を加えてからは沸騰させないようにします。

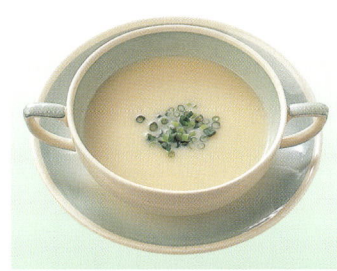

E(kcal)	P(g)	F(g)	食塩(g)
102	2.9	3.5	0.8

もずくスープ

材料・分量（目安量）
牛肉（ひき肉）	30 g	しょうゆ 4 g，みりん	1 g
しょうが汁	2 g	もずく	50 g
酒 2 g，油 1 g		かいわれだいこん	2 g
水	80 g	白ごま	0.5 g

作り方
① 鍋に油，牛肉，しょうが汁，酒を入れ，なじませてから火にかけ，炒める。
② 水を加え5分ほど煮立たせ，あくをすくう。
③ しょうゆとみりんで味付けし，もずくを加える。
④ かいわれだいこんとすった白ごまを振る。
● ひき肉を使うと手軽にだしが取れます。

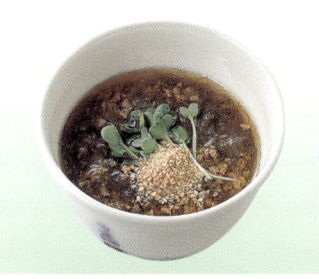

E(kcal)	P(g)	F(g)	食塩(g)
90	6.3	5.9	0.7

中華風はるさめスープ

材料・分量（目安量）
はるさめ	5 g	中華だし	100 g
カットわかめ	0.5 g	塩	0.2 g
りょくとうもやし	20 g	しょうゆ	2 g
にんじん 10 g，にら 5 g		こしょう（少々），ラー油（少々）	

作り方
① はるさめは水で戻し，3 cmに切っておく。わかめは水で戻しておく。
② 鍋に中華だしとせん切りにした野菜を加え煮る。
③ 軟らかくなったら，①を加えしょうゆと塩，こしょうで味を調える。
④ 風味付けにラー油を入れる。
● 海藻を使うときはしっかり水で戻して，塩抜きをしましょう。

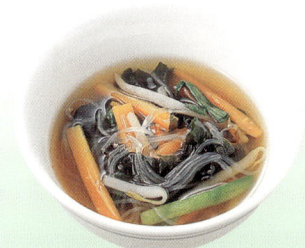

E(kcal)	P(g)	F(g)	食塩(g)
35	1.5	0.6	0.7

冷やしとろろ汁

材料・分量（目安量）
ながいも	50 g	しょうゆ 3 g，みりん	2 g
酢（色止め用）（少々）		うずら卵 15 g（1個）	
だし汁 80 g		長ねぎ 5 g，わさび	2 g

作り方
① だし汁にしょうゆ，みりんで味付けし，冷蔵庫で冷やしておく。
② ながいもをすりおろし色止めの酢を加えておく。
③ 器に②を盛り付け，冷たい①を注ぐ。
④ 中心にうずら卵を割り入れ，小口切りにしたねぎとわさびをのせる。
● 冷たく冷やしてのど越しを楽しみます。

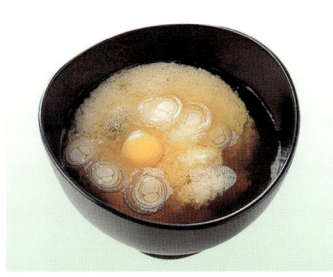

E(kcal)	P(g)	F(g)	食塩(g)
75	3.7	2.4	0.7

組合せ料理例

主菜

巣ごもりたまご

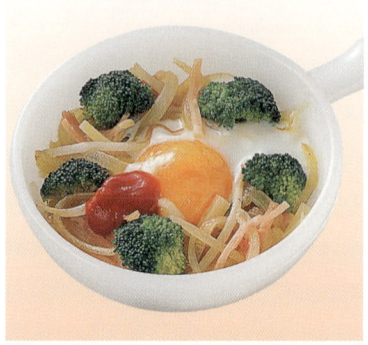

材料・分量（目安量）

ロースハム	20 g	油	3 g
りょくとうもやし	30 g	卵	50 g
たまねぎ	30 g	ケチャップ	5 g
じゃがいも	30 g	ブロッコリー	30 g
こしょう	（少々）	塩	0.1 g

作り方

① ロースハムとたまねぎ，じゃがいもはせん切りに切る。
② ブロッコリーはゆでて小房に分ける。
③ じゃがいもが透き通る位に①を油で炒め，こしょうで味付けする。
④ ③を皿に広げ，中心に卵を割り落とし，ブロッコリーも合わせて卵を囲む。
⑤ ラップで軽く覆い，電子レンジで1分30秒程加熱する。一度取り出し，卵の表面が白く固まっていれば完成。

E(kcal)	P(g)	F(g)	食塩(g)
196	12.1	11.2	1.0

● ハムやベーコンを使うときは味付けは控えめに。食べる際にケチャップで調節しましょう。

たいのおろし鍋

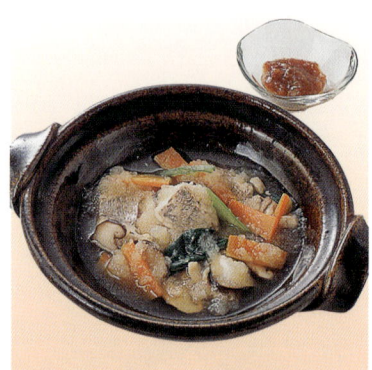

材料・分量（目安量）

まだい	60 g	こまつな	30 g	梅だれ	梅干し（低塩タイプ）	5 g
酒	2 g	うすくちしょうゆ	5 g		しょうゆ	1 g
昆布だし	60 g	みりん	2 g		みりん	2 g
にんじん	20 g	だいこんおろし	50 g			
生しいたけ	15 g					

作り方

① たいに酒を振っておく。
② にんじん，こまつなは下ゆでし，しいたけも含め適当な大きさに切る。
③ 鍋にだし昆布を入れ，しょうゆとみりんで味付けし，温まってから①を入れる。あくが出てきたらすくい取る。
④ ②を加えひと煮立ちしたら，だいこんおろしを加える。
⑤ 梅だれをつくる。梅干しの種を取り，荒く刻み，しょうゆとみりんで溶かしておく。
⑥ ⑤の梅だれをのせながら食べる

E(kcal)	P(g)	F(g)	食塩(g)
160	14.8	6.7	1.5

● たくさんの野菜が食べられる鍋料理。たれのかけ過ぎに注意しましょう。

わかさぎの南蛮漬

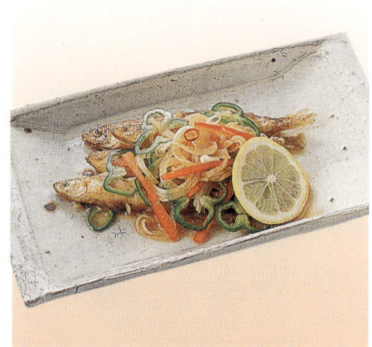

材料・分量（目安量）

わかさぎ	50 g	青ピーマン	10 g
かたくり粉	5 g	砂糖	2 g
揚げ油（吸油量）	5 g	しょうゆ	5 g
甘酢あん		酢	4 g
たまねぎ	25 g	赤とうがらし	0.5 g
赤ピーマン	5 g	レモン	10 g

作り方

① たまねぎを薄切りにし水にさらす。赤ピーマン，青ピーマンも薄切りにする。
② ①の水気をきり，砂糖，しょうゆ，酢で味付けし，輪切りにした赤とうがらしを加えてよく混ぜ，甘酢あんをつくる。
③ わかさぎはよく洗い，水気をきったあとかたくり粉をまぶす。
④ 揚げ油を160～170℃に熱し，③を揚げる。
⑤ わかさぎが熱いうちに②に漬け込む。冷蔵庫で1時間位味をなじませる。
⑥ 皿に盛り付け，輪切りにしたレモンを飾る。

E(kcal)	P(g)	F(g)	食塩(g)
133	8.1	6.0	1.0

● 熱いうちに甘酢あんに漬け込むと，よく味が染み込みます。

かつおのたたき

材料・分量（目安量）

かつお（たたき）	60 g	長ねぎ	5 g
たれ { しょうゆ	6 g	たまねぎ	10 g
すだちしぼり汁	（少々）	みょうが	5 g
みりん	2 g	青じそ	1 g
しょうが	2 g		

作り方

① しょうゆ，すだちしぼり汁，みりん，おろししょうがを合わせたれをつくる。
② かつおのたたきを食べやすい大きさに切り，青じそを敷いた皿に盛り付け①の半量をかけておく。
③ たまねぎを薄切りにし，水にさらしておく。ねぎは小口に切り，みょうがは薄切りにする。
④ ②へ水気をきったたまねぎと薬味を天盛りにする。残りのたれをかける。

●前もって魚に半量たれをかけておくと，かけ過ぎを防げます。

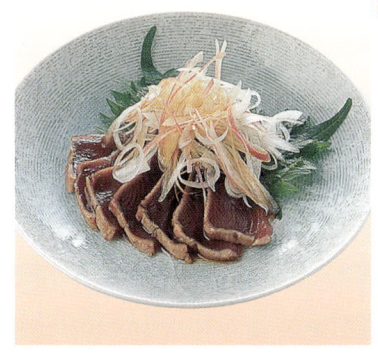

E(kcal)	P(g)	F(g)	食塩(g)
84	16.2	0.3	0.9

あじのカレームニエル

材料・分量（目安量）

あじ	60 g	マカロニ	8 g
こしょう	（少々）	ケチャップ	5 g
小麦粉	6 g	アスパラガス	15 g
カレー粉	0.2 g	塩	0.1 g
無塩バター	3 g		

作り方

① 骨を取り除き三枚におろしたあじにこしょうをしておく。
② 小麦粉にカレー粉をまんべんなく混ぜ，あじにまぶす。
③ フライパンを熱し，バターを入れ，あじを両面こんがりと焼く。
④ 付け合せは，マカロニをゆでてケチャップで和えたものと，塩ゆでしたアスパラガスを添える。

●カレー粉を使って減塩を。バターの香ばしさでおいしさが増します。

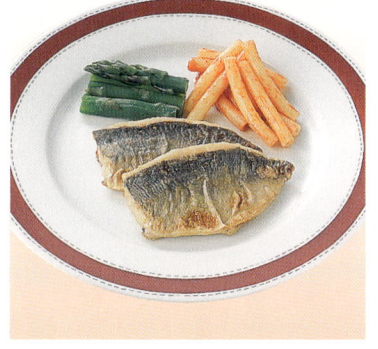

E(kcal)	P(g)	F(g)	食塩(g)
158	14.5	4.9	0.4

煮豚の酢豚風

材料・分量（目安量）

豚肉（ヒレ）	50 g	にんじん	20 g	甘酢あん { 砂糖	4 g
長ねぎ	2 g	ヤングコーン（缶詰）	15 g	しょうゆ	5 g
しょうが	2 g	さやえんどう	10 g	酢	5 g
酒	2 g	油	3 g	中華だし	30 g
たまねぎ	40 g	塩	0.3 g	かたくり粉	3 g

作り方

① 豚肉をたこ糸でしばる。これを鍋に入れ，ねぎ，しょうが，酒を加え，かぶるくらいの水を入れ，火が通るまで約20分煮る。
② 煮あがったら粗熱を取ってから，食べやすい大きさに切っておく。
③ 甘酢あん用の調味料を合わせておく。
④ たまねぎ，にんじん，ヤングコーンを一口大に切り，塩で味をし，油で炒める。最後にさやえんどうを加える。
⑤ 煮豚を③の調味料で煮て，とろみが出たら火から下ろし，皿に盛り付ける。

●高エネルギー印象の酢豚もヒレ肉でつくるとヘルシー。

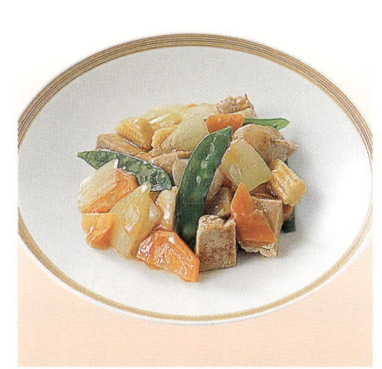

E(kcal)	P(g)	F(g)	食塩(g)
148	13.2	4.0	1.1

組合せ料理例

組合せ料理例

主菜

鶏つくねの照り焼き

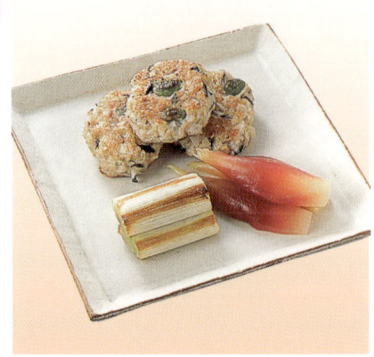

材料・分量（目安量）

鶏肉（ひき肉）	50 g	長ねぎ	20 g	みょうが	30 g
卵	3 g	れんこん	10 g	甘酢 ｛砂糖 2 g	
小麦粉	5 g	ひじき	0.5 g	｛酢 5 g, 水 5 g	
塩	0.3 g	えだまめ（ゆで）	5 g	長ねぎ	30 g
酒	2 g	油	2 g	しょうゆ	1 g
しょうが	1 g	砂糖 1 g, しょうゆ 3 g		みりん 1 g, 油 1 g	

作り方
① 長ねぎ，れんこんは粗みじんに切っておく。ひじきは水で戻しておく。
② 鶏肉に卵，小麦粉と調味料を加え粘りが出るまでよく練る。
③ ②に①の野菜とえだまめを加え，1人分3個の形を整える。
④ フライパンに油を引き，③を入れ，蒸し焼きにする。中まで火が通ったら砂糖としょうゆで照り焼きにする。付け合せは，みょうがを縦半分に切り，さっとゆでて甘酢に漬けたものと焼きねぎを添える。

● 野菜の食感が残るよう粗めに切っておく。みょうがはゆでて酢に漬けるとほんのりピンク色に。

E(kcal)	P(g)	F(g)	食塩(g)
186	12.9	7.9	1.0

牛肉と豆腐のオイスターソース煮

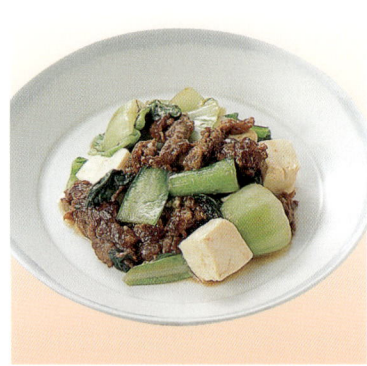

材料・分量（目安量）

牛肉（かた）スライス	40 g	木綿豆腐	50 g
しょうゆ	2 g	チンゲンサイ	30 g
しょうが	3 g	キャベツ	20 g
酒	2 g	オイスターソース	5 g
かたくり粉	2 g	砂糖	0.5 g
油	2 g		

作り方
① 5 cm角に切った牛肉にしょうゆとおろしたしょうが，酒，かたくり粉を加え，もみ込んでおく。
② 木綿豆腐は2 cm角に切り，水をきっておく。
③ ①の肉を油で炒め，一口大に切った野菜を加える。
④ オイスターソースと砂糖で調味し，皿に盛り付ける。

● 牛肉にはしょうがをたっぷり使い，オイスターソースでいつもと違うこくをプラス。

E(kcal)	P(g)	F(g)	食塩(g)
152	11.9	8.4	0.9

かきのピカタ

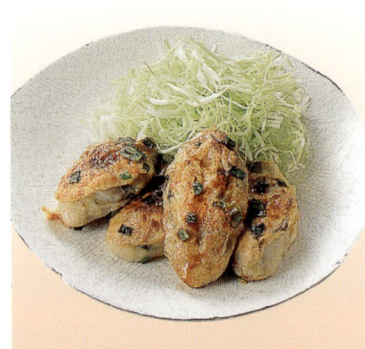

材料・分量（目安量）

かき	60 g	長ねぎ	5 g
にんにく	1 g	オリーブ油	5 g
たまねぎ	20 g	キャベツ	30 g
酒	3 g	ウスターソース	3 g
小麦粉	7 g		
卵	20 g		

作り方
① かきはよく洗って水をきっておく。
② おろしたにんにくとたまねぎ，酒で①を漬け込む。
③ 小麦粉をまぶし，溶きたまごに漬け，オリーブ油を引いたフライパンに並べ，刻んだねぎを振り，両面を焼く。残った溶きたまごは上からかける。
④ 付け合せはせん切りキャベツを添え，ウスターソースをつけて食べる。

● 貝類に含まれる塩分とうま味を卵で閉じ込めて焼き上げます。

E(kcal)	P(g)	F(g)	食塩(g)
162	7.7	8.1	1.1

八宝菜

材料・分量（目安量）

シーフードミックス	30g	さやえんどう	10g
酒	1g	中華だし	20g
はくさい	40g	しょうゆ	3g
にんじん	15g	かたくり粉	2g
たけのこ（水煮）	15g	油	2g
きくらげ（乾）	2g	ごま油	1g

作り方
① 野菜は食べやすい大きさに切っておく。
② きくらげを水で戻し、一口大に切る。
③ フライパンに油を熱し、酒を振ったシーフードミックスを炒める。
④ たけのこ、きくらげ、にんじん、はくさい、さやえんどうの順に炒め、火が通ったら中華だしとしょうゆで味付けする。
⑤ 水溶きかたくり粉でとろみを付け、香り付けにごま油を回しかける。

●シーフードのうま味で野菜をたくさん食べられます。

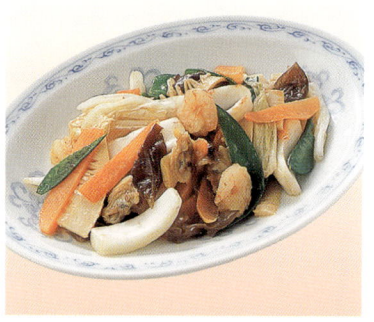

E(kcal)	P(g)	F(g)	食塩(g)
80	6.0	3.3	0.8

みずなのサラダ

材料・分量（目安量）

みずな	30g	マヨネーズ	5g
だいこん	30g	しょうゆ	2g
油揚げ	15g	わさび	3g

作り方
① みずなはよく洗って3cmに切る。だいこんもせん切りにし、水にさらし、しゃきっとさせる。
② 油揚げはオーブントースターで2分焼き、1cm幅に切り分ける。
③ マヨネーズにしょうゆ、わさびを加えて混ぜ、水を切った野菜と油揚げを和える。

●マヨネーズのこくとわさびの辛味が意外とマッチします。

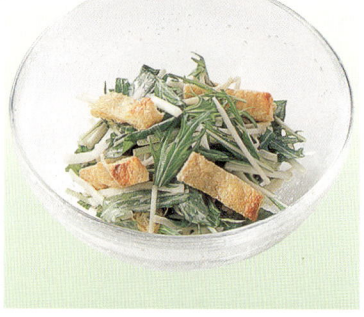

E(kcal)	P(g)	F(g)	食塩(g)
115	4.1	9.1	0.6

青菜のピーナッツ炒め

材料・分量（目安量）

豚肉（かた）スライス	20g	らっかせい（いり）	2g
こまつな	50g	みそ	5g
にんじん	10g	水	2g
エリンギ	20g	砂糖	1g
油	3g	酒	2g
しょうが	1g		

作り方
① 豚肉は3cm角位に切る。こまつな、にんじん、エリンギは一口大に切っておく。
② フライパンを熱し、油とおろしたしょうがを入れ豚肉を炒める。
③ 野菜を加えしんなりするまで炒める。
④ らっかせいを加え、砂糖、酒、水で溶いたみそを加え味を調える。

●らっかせいの食感とこくを楽しみたい一品です。

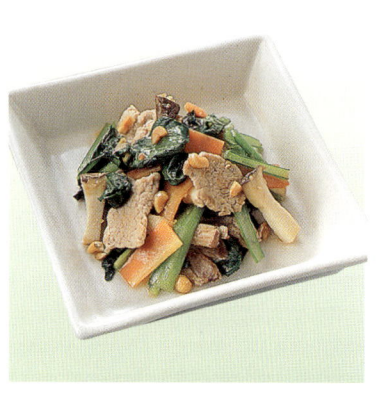

E(kcal)	P(g)	F(g)	食塩(g)
114	6.4	7.4	0.7

組合せ料理例

組合せ料理例

副菜

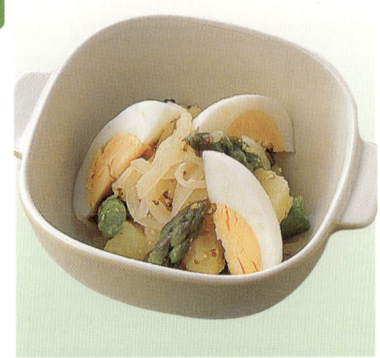

ポテトのホットサラダ

材料・分量（目安量）

卵	25 g	ドレッシング	塩	0.3 g
じゃがいも	40 g		こしょう	（少々）
たまねぎ	20 g		酢	3 g
ホールコーン（缶詰）	10 g		粒マスタード	3 g
アスパラガス	30 g		オリーブ油	2 g

作り方

① ゆでたまごをつくる。じゃがいもを1.5cm角に切る。たまねぎは薄切り，アスパラガスは2cm幅に切っておく。
② じゃがいもをひたひたの水でゆでる。軟らかくなったら，アスパラガスとたまねぎを加え汁がなくなるまで煮る。ホールコーンも加え，温まったら火から下ろす。
③ ドレッシングをつくる。オリーブ油に塩，こしょう，酢を加え，泡立て器でよく混ぜる。粒マスタードを入れ味を調える。
④ ②が温かいうちにドレッシングで和える。皿に盛り付け，ゆでたまごを飾る。

●ボリュームたっぷりの温かいサラダ。マスタードで食欲アップ。

E(kcal)	P(g)	F(g)	食塩(g)
116	5.2	5.2	0.6

ふきのおかか煮

材料・分量（目安量）

ふき	60 g	しょうゆ	3 g
砂糖	1 g	だし汁	20 g
		花かつお	1 g

作り方

① ふきはゆでて，すじを取り除き，3cm幅に切る。
② だし汁に砂糖，しょうゆで味付けし，ふきを加え，煮含める。
③ 花かつおを振り入れ，火を止める。

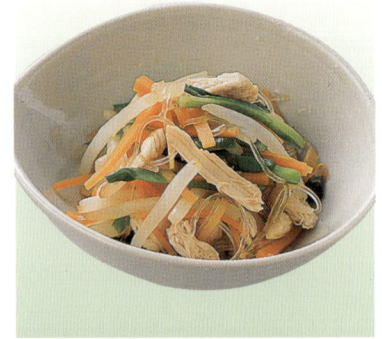

E(kcal)	P(g)	F(g)	食塩(g)
17	1.3	0.1	0.5

●かつお節のうま味を生かし，つくだ煮代わりのおかずに使えます。

野菜とささ身のしょうがじょうゆ和え

材料・分量（目安量）

鶏肉（ささ身）	20 g	にんじん	10 g
酒	1 g	しょうゆ	3 g
はるさめ	3 g	みりん	2 g
もやし	30 g	しょうが	1 g
にら	15 g		

作り方

① ささ身に酒を振りかけ，電子レンジで3分蒸す。
② はるさめをゆで，5cm位に切っておく。
③ もやし，にらは4cm位に切り，にんじんはせん切りにしゆでておく。
④ 蒸し上がったささ身は食べやすい大きさに裂いておく。
⑤ 材料をしょうゆ，みりんで和え，おろししょうがを加え，味を調える。

●しょうがじょうゆが野菜をおいしくします。

E(kcal)	P(g)	F(g)	食塩(g)
51	5.8	0.2	0.5

かくれんぼ豆腐

材料・分量（目安量）

絹ごし豆腐	50 g	減塩しょうゆ	5 g
ながいも	30 g	かつお節	1 g
かいわれだいこん	3 g	だし昆布	0.3 g
しょうが	2 g		

作り方
① 切り分けた豆腐を水に放し，冷やしておく。
② ながいもをすりおろす。
③ 水を切った豆腐にながいもをかけ，かいわれだいこんとすりおろしたしょうがを天盛りにする。
④ しょうゆにかつお節とだし昆布を入れて一晩置いてつくっただししょうゆをかける。

● だししょうゆはつくり置きしておくといろいろな料理に使えます。

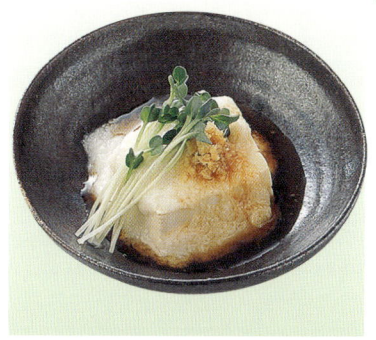

E(kcal)	P(g)	F(g)	食塩(g)
55	4.2	1.6	0.4

蒸しなすのごまみそかけ

材料・分量（目安量）

なす	80 g	長ねぎ	3 g
白ごま	3 g	七味とうからし	（少々）
西京みそ	8 g		
だし汁	5 g		

作り方
① なすは皮をむき，縦半分に切り，ラップで包み電子レンジで3～4分蒸す。
② 蒸し上がったら，ラップのまま粗熱を取り，短冊に切り，皿に盛る。
③ ごまみそをつくる。白ごまを粒がなくなるまですり，西京みそをだし汁で溶かす。
④ 小口に切ったねぎを入れ，好みでとうがらしを加える。②にかける。

● 西京みそは他のみそに比べて塩分が少ないので香辛料と合わせて使うと効果的です。

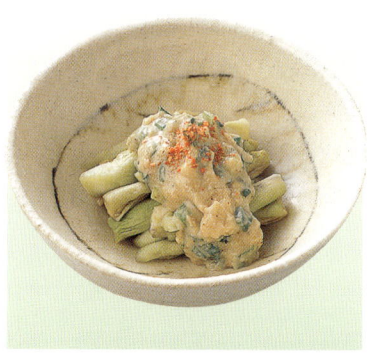

E(kcal)	P(g)	F(g)	食塩(g)
53	2.3	1.9	0.5

はくさいの塩もみ

材料・分量（目安量）

はくさい	50 g
塩	0.1 g
塩昆布	3 g
青じそ	2 g

作り方
① はくさいを5mm幅のせん切りにし，塩を振り，しんなりするまで15分位置いておく。
② 水気が出たはくさいをよくしぼり，塩昆布，せん切りした青じそと和え，味をなじませる。

● 塩昆布のうま味がはくさいに十分染み込んだら食べごろです。

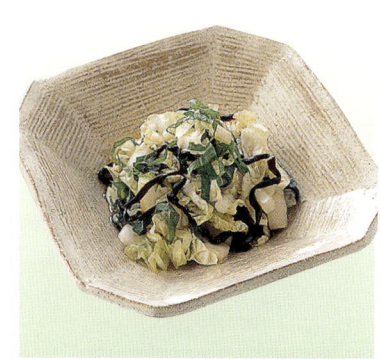

E(kcal)	P(g)	F(g)	食塩(g)
11	1.0	0.1	0.6

組合せ料理例

副菜

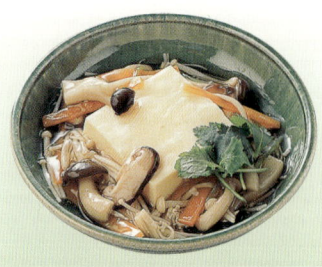

E(kcal)	P(g)	F(g)	食塩(g)
71	5.1	2.9	0.8

たまご豆腐のきのこあんかけ

材料・分量（目安量）

たまご豆腐	生しいたけ 15 g	みりん 2 g, 酒 1 g
卵 25 g, だし汁 25 g	えのきたけ 15 g	だし汁 60 g
みりん 1 g	にんじん 10 g	かたくり粉 2 g
しめじ 15 g	うすくちしょうゆ 4 g	しょうが 2 g, 根みつば 3 g

作り方
① たまご豆腐をつくる。溶き卵，冷しただし汁，みりんを加え，一度こす。容器に入れ80℃の蒸し器で15分程蒸す。
② 食べやすい大きさに切ったきのことにんじんをだし汁に入れひと煮立ちしたら，味付けする。しょうが汁を加え，水溶きかたくり粉でとろみをつける。
③ 器に盛りみつばを飾る。
●きのこのうま味が，たまご豆腐をごはんのすすむおかずに。

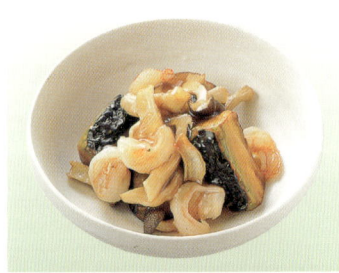

E(kcal)	P(g)	F(g)	食塩(g)
145	5.1	6.4	0.6

揚げかぼちゃの薄くずあんかけ

材料・分量（目安量）

かぼちゃ 60 g	むきえび 15 g	だし汁 50 g
しめじ 25 g	酒 1 g	くず粉 2 g
揚げ油（吸油量）6 g	しょうゆ 3 g	
	みりん 2 g	

作り方
① かぼちゃを2 cm位の厚みに切る。しめじも小房に分けておく。
② 揚げ油を180℃に熱し，かぼちゃとしめじを揚げる。
③ だし汁にむきえびと酒を入れ，しょうゆとみりんで味付けし，くず粉でとろみをつける。
④ 油をきったかぼちゃとしめじに薄くずあんをかける。
●くずあんが材料にからむので，うす味でもおいしく感じます。

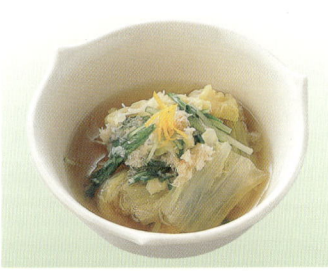

E(kcal)	P(g)	F(g)	食塩(g)
34	4.8	0.2	0.7

はくさいとかにの煮浸し

材料・分量（目安量）

はくさい 70 g	うすくちしょうゆ 2 g
みずな 15 g	みりん 1 g
かに（缶詰） 20 g	ゆず（皮） 0.5 g
だし汁 80 g	

作り方
① はくさいとみずなを食べやすい大きさに切っておく
② だし汁に野菜を入れ（先にはくさい）火にかけ，軟らかくなったらかにの身を加え，うすくちしょうゆとみりんで味を調える。
③ 器に盛り付けゆずを飾る。
●かにのうま味を十分引き出してから塩味を調えます。

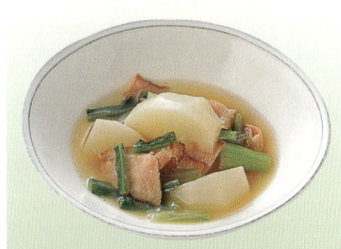

E(kcal)	P(g)	F(g)	食塩(g)
45	3.1	2.3	0.7

かぶとベーコンのコンソメ煮

材料・分量（目安量）

かぶ 50 g	塩 0.2 g
かぶの葉 10 g	こしょう （少々）
ベーコン 15 g	水 80 g
固形コンソメ 0.5 g	

作り方
① かぶは一口大にくし形切りし，かぶの葉は3 cmに切っておく。
② 3 cm幅に切ったベーコンを鍋に入れ火にかけ，油が染み出る位炒める。
③ かぶとかぶの葉を加え軽く炒めたら，水とコンソメを入れ，軟らかくなるまで煮る。
④ 塩，こしょうで味を調える。
●ベーコンに含まれる塩分もかぶに染み込ませます。

千枚漬

材料・分量（目安量）

かぶ	50 g	酢	10 g
にんじん	10 g	ゆずしぼり汁	2 g
砂糖	6 g	だし昆布	（少々）

作り方
① かぶとにんじんは薄切りにし，分量の砂糖から少量を振りかけ，もんでおく。
② 砂糖と酢で合わせ酢をつくる。ゆずもしぼっておく。
③ ①をしぼって，合わせ酢に漬け，だし昆布も入れ2時間位味をなじませる。

●酢とだし昆布を使うと塩味が無くてもおいしく食べられます。

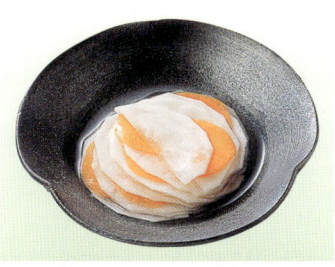

E(kcal)	P(g)	F(g)	食塩(g)
40	0.4	0.1	0.0

海藻のナムル

材料・分量（目安量）

わかめ（生）	30 g	ごま油	2 g
長ねぎ	5 g	ラー油	0.3 g
白ごま	1 g		

作り方
① わかめはさっと湯通しして，水で冷やしておく。
② ねぎはせん切りにし，水にさらす。
③ ①をごま油，ラー油で和える。
④ 器に盛り付けねぎを天盛りし，白ごまを振る。

●新鮮なわかめが手に入ったら，ぜひつくりたい一品です。

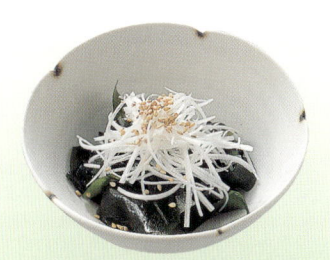

E(kcal)	P(g)	F(g)	食塩(g)
32	0.7	3.0	0.4

新しょうがの甘酢漬

材料・分量（目安量）

新しょうが	25 g
砂糖	2 g
酢	3 g

作り方
① 新しょうがは薄切りにし，さっと湯通しする。
② 砂糖と酢で合わせ酢をつくり，①を漬ける。

●新しょうがが出る季節に多めにつくり，漬物の代わりになります。

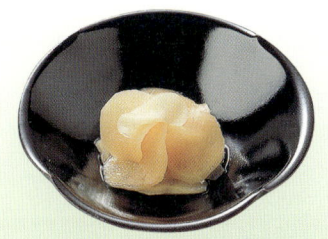

E(kcal)	P(g)	F(g)	食塩(g)
16	0.2	0.1	0.0

切干しだいこんの松前漬風

材料・分量（目安量）

切干しだいこん	10 g	赤とうがらし	0.1 g
さきいか	2 g	砂糖	3 g
刻み昆布	1 g	酢	5 g
ラディッシュ	5 g		

作り方
① 切干しだいこんを水で戻し，湯通ししておく。
② 砂糖と酢で合わせ酢をつくり，①を漬ける。
③ さきいか，水洗いした刻み昆布，種を除いた赤とうがらしを混ぜ込み，味をなじませる。
④ 彩りに薄切りにしたラディッシュを混ぜる。

●味付けが濃くなりやすい切干しだいこんを酢を使ってうす味に。

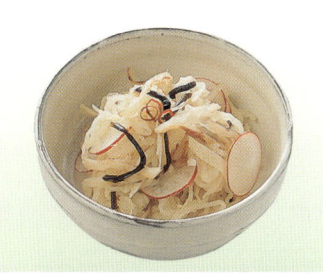

E(kcal)	P(g)	F(g)	食塩(g)
48	1.6	0.1	0.3

組合せ料理例

デザート・間食

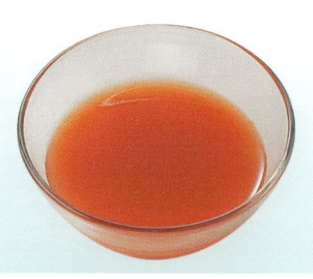

E(kcal)	P(g)	F(g)	食塩(g)
32	1.2	0.1	0.3

トマトゼリー

材料・分量（目安量）

トマトジュース	50 g	ゼラチン	1 g
砂糖	5 g	水	20 g
		レモン汁	2 g

作り方

① 水に粉ゼラチンを振り入れふやかしておく。
② 鍋にトマトジュースと砂糖を入れ温め，60℃位になったら①を入れ煮溶かす。
③ 火から下ろし，レモン汁を加え，粗熱を取ってから，型に流し入れ冷蔵庫で冷やし固める。

● カリウム補給に最適の一品。フルーツジュース，キャロットジュースなどでも同様につくれます。

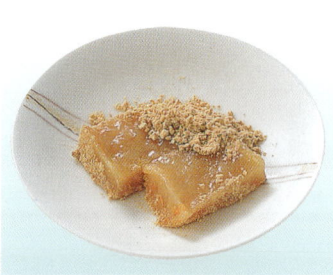

E(kcal)	P(g)	F(g)	食塩(g)
70	3.0	2.8	0.1

フローズンストロベリーヨーグルト

材料・分量（目安量）

牛乳	50 g	プレーンヨーグルト	30 g
いちご	30 g	砂糖	2 g

作り方

① いちごを凍らせておく。
② 材料をすべてミキサーに入れる。
③ 滑らかになるまで混ぜる。

● 低エネルギーのアイスクリーム感覚で食べられます。季節の果物を使えばバリエーションが広がります。

E(kcal)	P(g)	F(g)	食塩(g)
94	1.9	0.8	0.1

ゆべし

材料・分量（目安量）

白玉粉	10 g	水	10 g
ゆずジャム	20 g	しょうゆ	1 g
みりん	0.5 g	きな粉	3 g

作り方

① ゆずジャムとみりんを水に煮溶かし，しょうゆを加えたものを冷ましておく。
② 白玉粉に①を加えてよく混ぜておく。
③ バットにオーブンシートを敷き，②を薄くのばし，強火で20分蒸し上げる。
④ 蒸し上がったらきな粉をまぶして切り分ける。

● ゆずの風味でおいしさアップ。たんぱく質制限する場合はきな粉の使用を控えます。

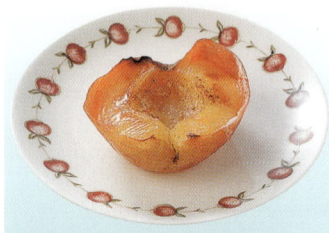

E(kcal)	P(g)	F(g)	食塩(g)
107	0.2	5.1	0.0

焼きりんご

材料・分量（目安量）

りんご	70 g（1/2個）	砂糖	6 g
無塩バター	6 g	シナモン	（少々）

作り方

① りんごを縦半分に切り，スプーンで芯をくりぬき，バター，砂糖，シナモンを入れる。
② 安定よくするためアルミ箔で包む。
③ オーブントースターで20分位焼く。

● りんごを選ぶときは肉質の軟らかい紅玉がおすすめです。

かぼちゃのプリン

材料・分量（目安量）

かぼちゃ	40 g	砂糖	5 g	黒砂糖	3 g
コンデンスミルク	10 g	粉ゼラチン	1 g	水	5 g
水	30 g				

作り方
① かぼちゃは皮をむいて一口大に切り，水にくぐらせラップで包み，電子レンジで3～4分加熱する。ボウルに入れて熱いうちにつぶす。
② 鍋にコンデンスミルクと分量の水と砂糖を入れて煮溶かし，ゼラチンを振り入れ，混ぜながら溶かす。これを①に少しずつ加え混ぜて滑らかにのばす。
③ 粗熱が取れたら型に流し入れ，冷蔵庫に2～3時間入れ冷やし固める。
④ 黒砂糖を水で煮溶かした黒みつを冷ましてから③にかける。
● かぼちゃには**コンデンスミルク**でこくをプラス。**甘味は黒みつで調節を**。

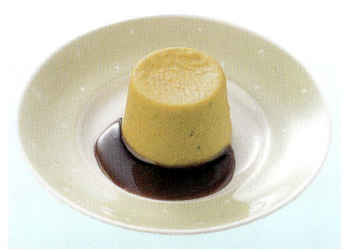

E(kcal)	P(g)	F(g)	食塩(g)
103	2.5	1.0	0.1

フルーツオムレット

材料・分量（目安量）

ホットケーキミックス	20 g	ブランデー	2 g
水	20 g	生クリーム	5 g
無塩バター	3 g	砂糖	1 g
レーズン	2 g	もも（缶詰）	20 g

作り方
① レーズンをブランデーに浸しておく。
② ホットケーキミックスを水で溶き，溶かしバターを加え混ぜ合わせる。
③ ②をホットプレートに直径7～8cmに広げ焼く。表面が泡だってきたら返し，裏面も軽く焼く。
④ 生クリームに砂糖を加え泡立てる。焼き上がった③にこれと①，ももをはさむ。
● **好みの果物を使って楽しめます**。

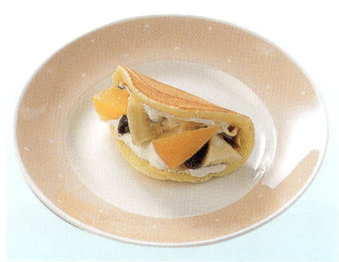

E(kcal)	P(g)	F(g)	食塩(g)
148	1.9	5.5	0.2

パンのミミでかりんとう

材料・分量（目安量）

食パンのミミ	30 g	砂糖	1.5 g
揚げ油（吸油量）	4 g	きな粉	2 g
黒ごま	2 g	砂糖	1.5 g

作り方
① パンのミミを食べやすい大きさに切り，30分位室温で乾燥させ，揚げ油を170℃に温め揚げる。カリッと仕上げるためには2度揚げするとよい。
② ポリ袋にすった黒ごまと砂糖を入れ，油ぎりした熱い①を半分入れて振ってまぶす。もう半分はきな粉と砂糖で同様にまぶす。
● **揚げ油は新しい油を少量で揚げます。無塩パンでもおいしい**。

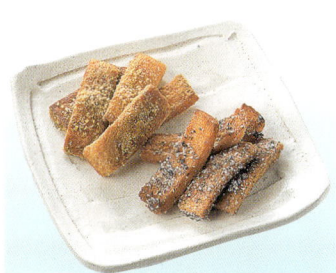

E(kcal)	P(g)	F(g)	食塩(g)
148	3.9	6.8	0.4

そば粉の蒸しパン

材料・分量（目安量）

そば粉	10 g	砂糖	10 g
小麦粉	10 g	卵	10 g
ベーキングパウダー	1 g	牛乳	10 g
		油	3 g

作り方
① そば粉，小麦粉，ベーキングパウダー，砂糖を合わせてボウルに振るい入れ，卵と牛乳，油を加えて泡立て器でだまのないように混ぜる。
② 型にアルミケースを敷き，生地を入れ，蒸気の立った蒸し器に入れ強火で12分蒸す。
● **そば粉は食物繊維を豊富に含みます。食欲の無いときの朝食に**。

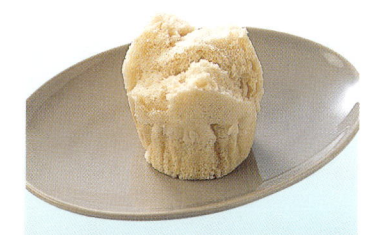

E(kcal)	P(g)	F(g)	食塩(g)
162	3.4	4.9	0.2

組合せ料理例

デザート・間食

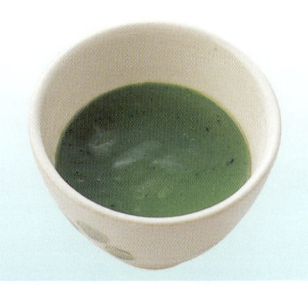

抹茶ミルクくず湯

材料・分量（目安量）

牛乳	100 g	くず粉	5 g
抹茶	2 g	水	10 g
砂糖	3 g		

作り方
① 抹茶，砂糖，くず粉をよく混ぜてから水を加えよく溶かしておく。
② 牛乳を鍋に入れ温め，①を加えながらとろみがつくまで混ぜる。

E(kcal)	P(g)	F(g)	食塩(g)
102	3.9	3.9	0.1

●とろみがつくと冷めにくく体も温まります。

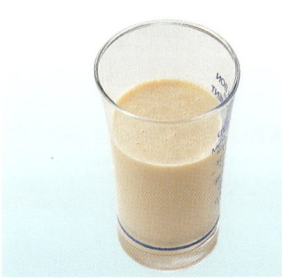

フルーツミックスジュース

材料・分量（目安量）

牛乳	100 g	バナナ	20 g
もも（缶詰）	20 g		
みかん（缶詰）	20 g		

作り方
①牛乳に好みの果物を入れミキサーにかける。

E(kcal)	P(g)	F(g)	食塩(g)
114	3.7	3.9	0.1

●食欲のないときのエネルギー補給に。

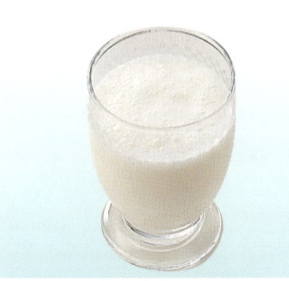

ヨーグルトラッシー

材料・分量（目安量）

プレーンヨーグルト	80 g
砂糖	5 g
水	30 g

作り方
① ヨーグルトに砂糖と水を加えミキサーにかける。

E(kcal)	P(g)	F(g)	食塩(g)
69	2.9	2.4	0.1

●さっぱりと飲みたいときはレモン果汁を加えるとおいしくできます。

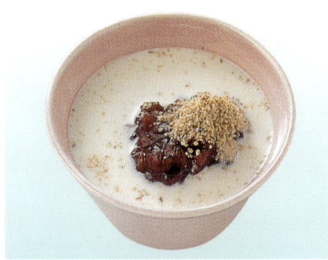

あずき豆乳

材料・分量（目安量）

豆乳	100 g
ゆであずき（缶詰）	30 g
すり白ごま	2 g

作り方
① 豆乳を温める。
② ゆであずきを浮かべ，すった白ごまを振りかける。

E(kcal)	P(g)	F(g)	食塩(g)
123	5.3	3.2	0.1

●良質の植物性たんぱく質が豊富に摂取できます。

参考資料　食事バランスガイド

食事バランスガイド
あなたの食事は大丈夫？

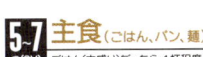
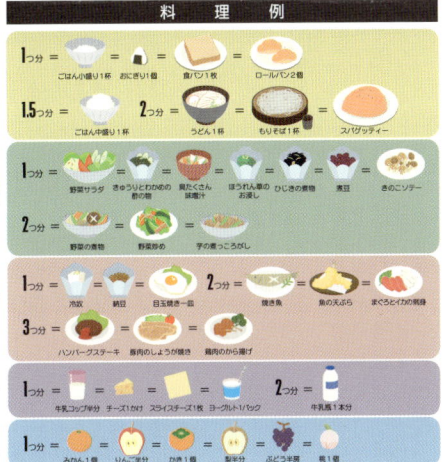
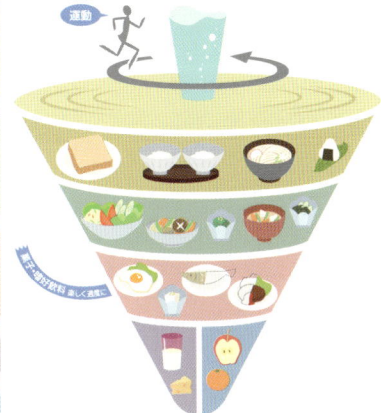

※SVとはサービング（食事の提供量の単位）の略

　「食事バランスガイド」は，健康な人の健康づくりを目的につくられたもので，「何を」「どれだけ」食べたらよいかを分かりやすく，イラストで示したものです。

　イラストは，「食品」単品の組合せではなく，「料理」の組合せを中心に表現しています。すなわち，「食事」単位で考えて，1日の栄養バランスが整うように，5つの料理区分ごとに1日にとる料理の組合せとおおよその量を示しています。このときの「料理」単位を，「1つ（SV）」と表現して，料理の皿数を数えることで，1日の栄養バランスを整えることができるようになっています。

　基本形は「成人向け」（想定エネルギー量はおおよそ2,200±200 kcal）の「料理」のとり方です。「料理」区分ごとに1日にとるおおよその量を表しています。

○主食（ごはん，パン，めん）：1日にとる量は5～7つ（SV）
　炭水化物の供給源で，ごはん，パン，めん等の主材料に由来する炭水化物がおおよそ40gであることが，量的な基準（＝「1つ（SV）」）となっています。市販のおにぎり1個分がこの「1つ」です。

○副菜（野菜，きのこ，いも，海藻料理）：1日にとる量は5～6つ（SV）
　各種ビタミン，ミネラルおよび食物繊維の供給源で，重量おおよそ70gが「1つ（SV）」の基準に設定されています。野菜サラダや野菜の小鉢がこの「1つ」です。

○主菜（肉・魚・卵・大豆料理）：1日にとる量は3～5つ（SV）
　たんぱく質の供給源で，肉，魚，卵，大豆等に由来するたんぱく質おおよそ6gが「1つ（SV）」とされています。なお，主菜として脂質を多く含む料理を選択する場合は，脂質やエネルギーの過剰摂取を避ける意味から，上記の目安よりも少なめに選択する必要があります。

○牛乳・乳製品：1日にとる量は2つ（SV）
　カルシウムの供給源で，カルシウムがおおよそ100 mgであることを，「1つ（SV）」と設定されました。牛乳コップ半分がこの「1つ」です。

○果物：1日にとる量は2つ（SV）
　重量おおよそ100gが「1つ（SV）」に設定されました。みかん1個がこの「1つ」です。

料理さくいん （デ間⇒デザート・間食を示す）

ごはん・パン・めん類（穀類）

■ごはん類
あさりの炊き込みごはん 主食 …122
おにぎり 主食 …………………50
カレーチャーハン 主食 ………58
グリンピースごはん 主食 ……31
さけとたまごの他人雑炊 主食…122
さつまいもごはん 主食 ………58
山菜の炊き込みごはん 主食 …111
三色丼 主食 ……………………59
シーフードピラフ 主食 ………46
チキンライス 主食 ……………94
中華丼 主食 ……………………98
ちらしずし 主食 ………………119
ハヤシライス 主食 ……………122
ミルクピラフ 主食 ……………59
野菜たっぷりドライカレー 主食 58

■パン類
オレンジのフレンチトースト
　主食 ……………………………46
ピザトースト 主食 ……………123
フレンチトースト 主食 ………94
ホットサンド 主食 ……………106
パンのミミでかりんとう デ間 …135

■めん類
いかとトマトのスパゲッティ
　主食 ……………………………30
スパゲッティミートソース
　主食 ……………………………114
とろとろそば 主食 ……………123
冷やしごまだれうどん 主食 …123
焼きうどん 主食 ………………118
焼きビーフン 主食 ……………38
野菜たっぷり焼きうどん 主食 …59

いも類

■さつまいも
さつまいもごはん 主食 ………58
さつまいもとりんごの甘煮
　副菜 ……………………………110
さつまいものミルク煮 副菜 …50
さつまいもの茶巾しぼり デ間 …74
いもようかん デ間 ……………115

■さといも
さといものみそ汁 汁 …………34
さといものみたらし団子 デ間 …74

■じゃがいも
カレー風味の肉じゃが 主菜 …43
キャベツとじゃがいものスープ
　汁 ………………………………30
野菜のカレースープ 汁 ………106
じゃがいもの炒め煮 副菜 ……47
じゃがいもとにんじんの煮物
　副菜 ……………………………103
じゃがいものバター焼き 副菜 …71
トマトとじゃがいもの重ね煮
　副菜 ……………………………54
ポテトのホットサラダ 副菜 …130

■やまのいも
とろとろそば 主食 ……………123
冷やしとろろ汁 汁 ……………125
まぐろの山かけ 主菜 …………39
ながいもときゅうりのごま酢和え
　副菜 ……………………………69
かくれんぼ豆腐 副菜 …………131

■こんにゃく・はるさめ
ごぼうとこんにゃくのきんぴら風
　主菜 ……………………………50
糸こんにゃくのごまじょうゆ和え
　副菜 ……………………………70
こんにゃくのピリ辛煮 副菜 …43
中華風はるさめスープ 汁 ……125

豆・大豆製品

■だいず
けんちん汁 汁 …………………124
こまつなと油揚げのみそ汁 汁 …38
豆腐とたまねぎのみそ汁 汁 …118
豆乳コーンポタージュ 汁 ……125
厚揚げのしょうがじょうゆ
　主菜 ……………………………98
いり豆腐 主菜 …………………51
おろし納豆 主菜 ………………118
牛肉と豆腐のオイスターソース煮
　主菜 ……………………………128
ゴーヤチャンプルー 主菜 ……66
豆乳蒸しのあんかけ 主菜 ……42
豆腐ステーキきのこソース 主菜 66
豆腐とたらのおろし鍋 主菜 …65
冷やっこ 主菜 …………………99
かくれんぼ豆腐 副菜 …………131
がんもとれんこんの椀盛 副菜 …119
カレーおから 副菜 ……………69
だいずとひじきの煮物 副菜 …71
豆乳蒸しのあんかけ 副菜 ……30
ほうれんそうの白和え 副菜 …115
豆腐スイーツ デ間 ……………31

■あずき
かぼちゃのいとこ煮 副菜 ……68
あずき豆乳 デ間 ………………136
そば粉のあずきクレープ デ間 …74

■その他
グリンピースごはん 主食 ……31

野菜類

■オクラ・かぶ
オクラのなめたけ和え 副菜 …107
かぶと凍り豆腐の含め煮 主菜 …114
かぶとベーコンのコンソメ煮
　副菜 ……………………………132
かぶのゆず風味あんかけ 副菜 …95

■かぼちゃ
かぼちゃとねぎのみそ汁 汁 …42
かぼちゃとん汁 汁 ……………62
かぼちゃのみそ汁 汁 …………114
揚げかぼちゃの薄くずあんかけ
　副菜 ……………………………132
かぼちゃのいとこ煮 副菜 ……68
かぼちゃのプリン デ間 ………135

■キャベツ
キャベツとじゃがいものスープ
　汁 ………………………………30
キャベツのクリームシチュー
　汁 ………………………………124
キャベツといんげんのピーナッツ和
　え 副菜 …………………………99
キャベツとコーンの和風サラダ
　副菜 ……………………………34
キャベツとしめじの煮浸し
　副菜 ……………………………118
キャベツとにんじんのコールスロー
　サラダ 副菜 …………………114
キャベツのカレーマヨネーズ和え
　副菜 ……………………………54

■きゅうり
きゅうりとわかめの酢の物
　副菜 ……………………………102
土佐きゅうり 副菜 ……………106
トマトときゅうりのさっぱり漬
　副菜 ……………………………111
ながいもときゅうりのごま酢和え
　副菜 ……………………………69

ほたてときゅうりの梅肉和え
　副菜……………………115

■ごぼう
ごぼうとこんにゃくのきんぴら風
　主菜……………………50
きんぴらごぼう　副菜………106
たたきごぼう　副菜…………70

■こまつな
こまつなと油揚げのみそ汁　汁…38
こまつなとあさりのからし和え
　副菜……………………47
こまつなのごま煮　副菜………39
こまつなと竹輪の和え物　副菜…103

■だいこん
だいこんとにらのたまごスープ
　汁………………………60
おろし納豆　主菜……………118
たいのおろし鍋　主菜………126
豆腐とたらのおろし鍋　主菜…65
切干しだいこんの松前漬風
　副菜……………………133
シーチキンのおろし合え　副菜…38
しらすおろし　副菜…………30
だいこんサラダ　副菜………110
だいこんの即席漬　副菜………51
ふろふきだいこん　副菜……102

■たまねぎ・チンンゲンサイ・とう
　もろこし
たまねぎとわかめのみそ汁　汁…54
豆腐とたまねぎのみそ汁　汁……118
チンゲンサイとまいたけの炒め物
　副菜……………………110
コーンポタージュ　汁………61
スイートコーンスープ（玉米湯）
　汁………………………62
豆乳コーンポタージュ　汁……125

■トマト
いかとトマトのスパゲッティ
　主食……………………30
干しえびとトマトのスープ　汁…60
アボカドとトマトのサラダ　副菜…38
トマトときゅうりのさっぱり漬
　副菜……………………111
トマトとじゃがいもの重ね煮
　副菜……………………54
トマトのサラダ　副菜………69
トマトのみぞれ和え　副菜……98
トマトゼリー　デ間…………134

■なす・菜の花
揚げなす　副菜……………111
なすのそぼろ炒め　副菜………39
蒸しなすのごまみそかけ　副菜…131
焼きなすのなめこおろし和え
　副菜……………………71
鶏肉の菜の花焼き　主菜………31

■にら
もやしとにらのたまごとじ　主菜　30
だいこんとにらのたまごスープ
　汁………………………60
もやしとにらのナムル　副菜…55

■にんじん
キャベツとにんじんのコールスロー
　サラダ　副菜………………114
じゃがいもとにんじんの煮物
　副菜……………………103
ピーマンとにんじんのソテー
　副菜……………………114

■はくさい
あさりとはくさいのスープ煮
　汁………………………114
はくさいとりんごの酢の物
　副菜……………………118
はくさいととかにの煮浸し
　副菜……………………132
はくさいのレモン漬　副菜……107
はくさいの塩もみ　副菜………131

■ピーマン・ふき
ピーマンとにんじんのソテー
　副菜……………………114
もやしとピーマンのカレーソテー
　副菜……………………95
ふきのおかか煮　副菜………130
れんこんとふきの煮物　副菜…35

■ほうれんそう
ほうれんそうとえのきの和え物
　副菜……………………35
ほうれんそうとコーンの炒め物
　副菜……………………68
ほうれんそうのおかか和え　副菜　42
ほうれんそうの白和え　副菜……115

■みずな・もやし
みずなのお浸し　副菜…………50
みずなのサラダ　副菜………129
もやしとにらのたまごとじ　主菜　30
もやしとにらのナムル　副菜…55

もやしとピーマンのカレーソテー
　副菜……………………95

■れんこん
がんもとれんこんの椀盛　副菜…119
れんこんとふきの煮物　副菜…35
れんこんのカレー煮　副菜……68

■その他・野菜全般
山菜の炊き込みごはん　主食……111
三色丼　主食………………59
中華丼　主食………………98
焼きうどん　主食……………118
野菜たっぷりドライカレー　主食　58
野菜たっぷり焼きうどん　主食　59
牛乳みそ汁　汁………………60
クラムチャウダー　汁…………63
けんちん汁　汁……………124
沢煮椀　汁…………………124
中華風はるさめスープ　汁……125
のっぺい汁　汁………………47
ミネストローネ　汁…………63
野菜のカレースープ　汁……106
野菜のコンソメスープ　汁……94
野菜のチャウダー　汁………50
わかめと野菜スープ　汁………61
いかとセロリーのレモン炒め
　主菜……………………65
牛肉のねぎ巻き揚げ　主菜……67
ゴーヤチャンプルー　主菜……66
たらのソテー山菜あんかけ　主菜　51
筑前煮　主菜………………115
天ぷら盛り合わせ　主菜………107
八宝菜　主菜………………129
豚しゃぶと野菜のさんしょう風味
　主菜……………………64
青菜のピーナッツ炒め　副菜……129
糸寒天のサラダ　副菜…………70
根菜とさつま揚げの煮物　副菜…55
根菜のピクルス風　副菜………38
さやいんげんの練りごま和え
　副菜……………………43
しゅんぎくとしめじの和え物
　副菜……………………119
新しょうがの甘酢漬　副菜……133
千枚漬　副菜………………133
ツナと生野菜のサラダ　副菜…94
ナムル　副菜………………98
春の根菜炒め　副菜…………42
春野菜の和風サラダ　副菜……30
ポテトのホットサラダ　副菜……130
野菜とささ身のしょうがじょうゆ和
　え　副菜…………………130

料理さくいん　139

もやしの野菜炒め 副菜 ……… 34
レタスときゅうりのサラダ 副菜 …… 46

果実類

さつまいもとりんごの甘煮
　副菜 ……………………………… 110
はくさいとりんごの酢の物
　副菜 ……………………………… 118
いちごのヨーグルト和え デ間 …… 39
グリルアップル デ間 ……………… 51
グレープフルーツゼリー デ間 …… 73
バナナヨーグルト デ間 …………… 50
フルーツみつ豆 デ間 ……………… 74
フルーツオムレット デ間 ……… 135
フルーツミックスジュース
　デ間 ……………………………… 136
フルーツ盛り合わせ デ間 ………… 43
フルーツヨーグルト デ間 ………… 94
プルーンヨーグルト デ間 ………… 46
フローズンストロベリーヨーグルト
　デ間 ……………………………… 134
焼きりんご デ間 ………………… 134
ヨーグルトサラダ デ間 …………… 72
りんごコンポート デ間 …………… 72

きのこ・海藻類

■きのこ類
きのこスープ 汁 …………………… 61
なめこのみそ汁 汁 ……………… 110
豆腐ステーキきのこソース 主菜 … 66
オクラのなめたけ和え 副菜 …… 107
きのこサラダ 副菜 ………………… 46
キャベツとしめじの煮浸し
　副菜 ……………………………… 118
しゅんぎくとしめじの和え物
　副菜 ……………………………… 119
たまご豆腐のきのこあんかけ
　副菜 ……………………………… 132
チンゲンサイとまいたけの炒め物
　副菜 ……………………………… 110
ほうれんそうとえのきの和え物
　副菜 ……………………………… 35
焼きなすのなめこおろし和え
　副菜 ……………………………… 71

■海藻類
たまねぎとわかめのみそ汁 汁 …… 54
もずくスープ 汁 ………………… 125
わかめスープ 汁 ………………… 46
わかめとねぎの辛味スープ 汁 …… 98
わかめと野菜スープ 汁 …………… 61

ひじきのカラフル五目煮 主菜 …… 42
海藻のナムル 副菜 ……………… 133
きゅうりとわかめの酢の物 副菜 … 102
だいずとひじきの煮物 副菜 …… 71
ひじきの煮物 副菜 ……………… 110
もずく酢 副菜 ……………………… 30

魚介類

■あさり・あじ
あさりの炊き込みごはん 主食 … 122
あさりとはくさいのスープ煮
　汁 ………………………………… 114
こまつなとあさりのからし和え
　副菜 ……………………………… 47
あじのカレームニエル 主菜 …… 127

■いか・いわし
いかとトマトのスパゲッティ
　主食 ……………………………… 30
いかとセロリーのレモン炒め
　主菜 ……………………………… 65
いわしの蒲焼き 主菜 …………… 103
いわしのスパイスグリル 主菜 …… 64

■えび
天ぷら盛り合わせ 主菜 ………… 107
えびの三杯酢和え 副菜 …………… 31

■かき・かつお
かきのピカタ 主菜 ……………… 128
かつおのたたき 主菜 …………… 127

■さけ
さけとたまごの他人雑炊 主食 … 122
さけの香草焼き 主菜 ……………… 66
さけのホイル焼 主菜 ……………… 95
さけのゆず香焼き 主菜 …………… 65

■さば・さわら・さんま
さばのおろし煮 主菜 ……………… 67
さわらの酒蒸し梅肉ソースかけ
　主菜 ……………………………… 110
さんまの塩焼き 主菜 …………… 111

■たい・たら
たいと青じそのカルパッチョ
　主菜 ……………………………… 42
たいのおろし鍋 主菜 …………… 126
たいの包み焼き 主菜 ……………… 34
たらのソテー山菜あんかけ 主菜 … 51
豆腐とたらのおろし鍋 主菜 …… 65

■まぐろ（ツナ）
まぐろの山かけ 主菜 ……………… 39
シーチキンのおろし合え 副菜 … 38
ツナと生野菜のサラダ 副菜 …… 94

■その他・魚介類全般
シーフードピラフ 主食 …………… 46
しじみのみそ汁 汁 ……………… 124
八宝菜 主菜 ……………………… 129
わかさぎの南蛮漬 主菜 ………… 126
しらすおろし 副菜 ………………… 30
はくさいとかにの煮浸し
　副菜 ……………………………… 132
ほたてときゅうりの梅肉和え
　副菜 ……………………………… 115

肉類

■牛肉
スパゲッティミートソース
　主食 ……………………………… 114
ハヤシライス 主食 ……………… 122
カレー風味の肉じゃが 主菜 …… 43
牛肉と豆腐のオイスターソース煮
　主菜 ……………………………… 128
牛肉のたたき網焼き・おろしポン酢
　かけ 主菜 ………………………… 55
牛肉のねぎ巻き揚げ 主菜 ………… 67
冷しゃぶ 主菜 …………………… 106

■鶏肉
三色丼 主食 ……………………… 59
チキンライス 主食 ………………… 94
ささ身すり流し 汁 ………………… 63
酢味の薄くず汁（酸辛湯） 汁 …… 62
チキンバーグの香り焼き 主菜 … 47
筑前煮 主菜 ……………………… 115
鶏つくねの照り焼き 主菜 ……… 128
鶏肉の香り焼き 主菜 ……………… 35
鶏肉の菜の花焼き 主菜 …………… 31
鶏の唐揚げ 主菜 ………………… 102
鶏の串焼き 主菜 …………………… 99
鶏もも肉のマスタード焼き 主菜 … 67
なすのそぼろ炒め 副菜 …………… 39
野菜とささ身のしょうがじょうゆ和
　え 副菜 ………………………… 130

■豚肉
焼きうどん 主食 ………………… 118
野菜たっぷりドライカレー 主食 … 58
かぼちゃとん汁 汁 ………………… 62
ゴーヤチャンプルー 主菜 ………… 66
煮豚の酢豚風 主菜 ……………… 127

豚しゃぶと野菜のさんしょう風味
　主菜 ……………………………64
豚肉のカレーしょうが焼き
　主菜 ……………………………64
かぶとベーコンのコンソメ煮
　副菜 …………………………132

卵類

さけとたまごの他人雑炊　主食 …122
三色丼　主食 ……………………59
だいこんとにらのたまごスープ
　汁 ………………………………60
温泉たまご　主菜 ………………34
スクランブルエッグ　主菜 ……102
巣ごもりたまご　主菜 …………126
たまご焼き　主菜 ………………110
プレーンオムレツほうれんそうソテー添え　主菜 ………………54
目玉焼き　主菜 …………………50
もやしとにらのたまごとじ　主菜 30
たまご豆腐のきのこあんかけ
　副菜 …………………………132

牛乳・乳製品

ミルクピラフ　主食 ……………59
牛乳みそ汁　汁 …………………60
クラムチャウダー　汁 …………63
コーンポタージュ　汁 …………61
さつまいものミルク煮　副菜 …50
いちごのヨーグルト和え　デ間 …39
コーヒープリン　デ間 …………73
バナナヨーグルト　デ間 ………50
ブランマンジェ　デ間 …………72
フルーツヨーグルト　デ間 ……94
プルーンヨーグルト　デ間 ……46
フローズンストロベリーヨーグルト
　デ間 …………………………134
抹茶牛乳　デ間 …………………31
抹茶ミルクくず湯　デ間 ………136
ヨーグルトサラダ　デ間 ………72
ヨーグルトのマーマレードかけ
　デ間 …………………………72
ヨーグルトラッシー　デ間 ……136

菓子類・その他

紅茶のカップケーキ　デ間 ……73
そば粉の蒸しパン　デ間 ………135
みたらし団子　デ間 ……………95
ゆべし　デ間 ……………………134
レアチーズケーキ　デ間 ………73

著者(執筆順)

工藤　秀機	文京学院大学教授
前田　佳予子	武庫川女子大学准教授
河原　和枝	川崎医科大学附属病院栄養部長
市川　和子	川崎医科大学附属病院栄養課長
三輪　恵	川崎医科大学附属病院管理栄養士
鈴木　淑子	川崎医科大学附属病院管理栄養士

編者は巻頭に掲載してあります。

料理制作

柳沢　幸江	和洋女子大学教授
満留　邦子	クッキングアドバイザー（管理栄養士）
岡田　千穂	和洋女子大学助手
熊谷　まゆみ	和洋女子大学助手

料理撮影

川上　隆二

スタイリスト

丸山　かつよ

中島　寿奈美　（アシスタント）

デザイン・レイアウト・ＤＴＰ制作

さくら工芸社

栄養食事療法シリーズ 4
食塩コントロールの栄養食事療法

2009年（平成21年）3月10日　初版発行

編　者	渡邉早苗 寺本房子　ほか
発行者	筑紫恒男
発行所	株式会社 建帛社　KENPAKUSHA

〒112-0011　東京都文京区千石4丁目2番15号
TEL（03）3944-2611
FAX（03）3946-4377
http://www.kenpakusha.co.jp/

ISBN 978-4-7679-6133-0 C3047　　さくら工芸社／亜細亜印刷／常川製本
Ⓒ渡邉，寺本ほか，2009.　　　　　　　Printed in Japan

本書の複製権・翻訳権・上映権・公衆送信権等は株式会社建帛社が保有します。
JCLS 〈（株）日本著作出版権管理システム委託出版物〉
本書の無断複写は著作権法上での例外を除き禁じられています。複写される場合は，（株）日本著作出版権管理システム（03-3817-5670）の許諾を得てください。

建帛社 創立50周年記念企画

栄養食事療法シリーズ〔全10巻〕

B5判　オールカラー　136～152頁　各巻定価2,205円（本体2,100円＋税）

1　エネルギーコントロールの栄養食事療法
糖尿病，肥満症

2　たんぱく質コントロールの栄養食事療法
腎臓疾患，透析，肝臓疾患

3　脂質コントロールの栄養食事療法
脂質異常症（高脂血症），胆嚢疾患，膵臓疾患

4　食塩コントロールの栄養食事療法
高血圧症，心不全，浮腫，腹水

5　ビタミン・ミネラル・水コントロールの栄養食事療法
貧血，骨粗鬆症，下痢・便秘，ビタミン欠乏症（アルコール依存症），感染症・白血病

6　小児・学童期の疾患と栄養食事療法
食物アレルギー，先天性代謝異常，小児糖尿病，小児肥満

7　思春期・妊娠期の疾患と栄養食事療法
食思不振症，つわりと妊娠悪阻，妊娠高血圧症候群，妊娠糖尿病

8　成人期の疾患と栄養食事療法
メタボリックシンドローム，動脈硬化症，高尿酸血症・痛風

9　高齢期の疾患と栄養食事療法
咀嚼・嚥下障害，褥瘡，リウマチ・膠原病

10　消化器・術前術後・呼吸器・内分泌疾患の栄養食事療法
口腔食道疾患・胃腸疾患，術前術後，呼吸器疾患，内分泌疾患

株式会社 **建帛社** KENPAKUSHA

〒112-0011　東京都文京区千石4-2-15
Tel：03-3944-2611／Fax：03-3946-4377／http://www.kenpakusha.co.jp/